睡眠新知

肖伏龙 著

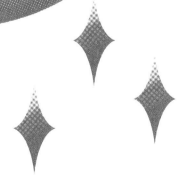

 科学技术文献出版社
SCIENTIFIC AND TECHNICAL DOCUMENTATION PRESS

·北京·

图书在版编目（CIP）数据

睡眠新知 / 肖伏龙著. —北京：科学技术文献出版社，2024.6
ISBN 978-7-5189-6354-6

Ⅰ. ①睡… Ⅱ. ①肖… Ⅲ. ①睡眠障碍—诊疗 Ⅳ. ① R749.7

中国国家版本馆 CIP 数据核字（2023）第 204688 号

睡眠新知

策划编辑: 王黛君 责任编辑: 王黛君 吕海茹 责任校对: 张 微 责任出版: 张志平

出　版　者　科学技术文献出版社
地　　　址　北京市复兴路15号　邮编　100038
编　务　部　（010）58882938，58882087（传真）
发　行　部　（010）58882905，58882870
邮　购　部　（010）58882873
官　方　网　址　www.stdp.com.cn
发　行　者　科学技术文献出版社发行　全国各地新华书店经销
印　刷　者　中煤（北京）印务有限公司
版　　　次　2024 年 6 月第 1 版　2024 年 6 月第 1 次印刷
开　　　本　880×1230　1/32
字　　　数　157千
印　　　张　8.625
书　　　号　ISBN 978-7-5189-6354-6
定　　　价　52.80元

推荐序

　　睡眠疾病的发生率日益升高，睡眠疾病可导致睡眠质量下降和社会功能严重损害，引起心脑血管疾病、代谢性疾病、神经退行性疾病和免疫功能下降等重大健康问题。世界卫生组织将睡眠、营养与运动一起列为健康三要素。《健康中国行动（2019—2030）》将睡眠健康列入了主要行动指标，并指出成人每日平均睡眠时间2022年目标是6.5小时，2030年目标是7～8小时。

　　睡眠医学是一门新兴交叉学科，涉及睡眠与觉醒、昼夜节律的生物学机制及各种类型睡眠疾病的发病机制、临床诊断、治疗及预后。根据《睡眠障碍国际分类（第3版）》（ICSD-Ⅲ），睡眠疾病包括"睡不着、睡不醒、睡不好"三大类，共计90多种。从众所周知的打呼噜到闻所未闻的REM期睡眠行为障碍，都属于睡眠疾病的范畴，而睡眠疾病不像其他疾病那样容易被发现。因此，针对睡眠疾病的科普知识非常重要。

　　作者具有医学交叉学科背景，先后从事过神经病学、影像学和内科学临床工作，目前为睡眠医学专业医师。迄今国内关于睡眠疾病的

⏰ 睡眠新知

原创性科普书籍很少，鉴于此，本书作者在总结自身临床工作经验的基础上，参考大量的学术文献，撰成本书。本书详细介绍了常见睡眠疾病的临床表现和诊治手段，对读者来说，是一本很好的科普读物，对医务工作者而言，也是一本很有价值的参考书。希望本书的出版，能为普及睡眠疾病的基本知识做出一点贡献。

高雪梅 教授

中国睡眠研究会秘书长

自序

　　时值大暑，窗外蝉鸣。晴空万里，微风拂面，平添几丝清凉之意。

　　午睡之余，想起宋太祖赵匡胤说的那句"卧榻之侧，岂容他人酣睡？"（我在这睡觉，别人怎么能在旁边打呼噜？）。这句话的含义并不是嫌弃别人打呼噜，而是说除了赵匡胤之外，不能存在其他的皇帝。而关于赵匡胤的死因，有一派学者结合其传世的画像（满月脸，肥胖，疑为三高人群）认为可能是饮酒后猝死于睡眠中。如果那个时候的御医知道睡眠中猝死的相关知识，也许赵匡胤不会死得那么突然，整个宋朝的历史有可能就会改写。可见关于睡眠的"事故"自古就有，只是不为人们所知。

　　现代人生活条件好了，节奏快了，思想观念更新了，行为方式改变了，对睡眠的关注多了，于是问题就多了：感觉没有以前睡得香了，躺在床上反复睡不着；或者感觉睡得时间长了，昏昏沉沉不清醒……根据 2022 年《中国睡眠研究报告》显示，我国约有 3 亿人口呈现不同程度的睡眠障碍，更为严重的是，94% 的国人都没有达到健康的睡眠质量标准。

⏰ 睡眠新知

作为人体自然存在的生理现象，睡眠是一门既古老又年轻的学科。说它古老，是因为自从生命存在开始，睡眠昼夜节律更替就出现；说它年轻，是因为睡眠是一个新兴的交叉学科，目前对其研究很多，发现的新理论和提出的新问题也很多。但无论怎么探索，最终还是要回归现实，解决临床问题。因此，睡眠不仅仅是象牙塔中的学术经典，更应该是大家普遍了解的常识。基于此，萌生了我撰写此书的初衷：用通俗的语言，讲述睡眠的故事。

本着科学、严谨的态度，我查阅了数百篇国内外研究文献和国际指南，尽全力保证书中的每一个观点和结论都有足够的科学研究做证据支持；但是由于文献来源多种多样，其数据统计方法不同，数据上难免有偏颇，不过总体差异不会很大。

本书中的插图均为作者本人绘制，并委托出版社专业人员美化、修饰，目的是让读者能更形象地理解相关内容。特别提醒大家，本书旨在对睡眠相关知识进行科普和对解决方法进行陈述，如果出现了书中描述的相关情况或症状，请您及时去专业医院就诊，咨询专业的人士。

由于本人精力和时间有限，如果您在阅读中，发现本书中存在纰漏或者有更好的理念，请您及时与我交流。如果您在生活中有任何睡眠健康相关问题，也欢迎关注我的微信公众号"说眠"进行后台留言，我会第一时间回复您的提问。

最后，我衷心希望：通过本书，让大家了解更多关于睡眠的知识，让大家在纷繁的工作学习中，更好地了解自己，更好地关心家人，更好地学会生活。

感谢科室领导韩芳教授、董霄松教授的指导和家人的支持，感谢北京大学人民医院、中国睡眠研究会、中国卒中学会的支持，感谢中国科学技术协会青年人才托举工程、国家自然科学基金面上项目（82070091）、北京大学医学部青年科技创新发展平台基金（BMU2022PY023）、北京大学人民医院研究与发展基金（RDX2021-04，RS2022-02）的支持。

肖伏龙

2023 年 7 月　于北京

本书使用指南

人的一生有 1/3 的时间在睡眠中度过，如果想睡得好你不能错过第一章。第一章告诉大家如何吃、如何睡才能睡得更好，长假过后为什么越歇越累等大家比较关心的话题。

如果你想简单点，对照目录，你可以从第二章到第六章查阅你比较关心的睡眠疾病，你会看到关于每一种疾病权威的科学论述，从疾病的起源到疾病的诊断，再到疾病的治疗，都有科学而详细的阐述。

如果你想更简单点，可以只看每一节后面的小结，那里有我精心的总结。

如果你想对睡眠和常见的睡眠疾病有更加系统的认识，储备一定的睡眠知识，更好地帮助自己、家人和朋友，那么通读全书一定会对你有所帮助。因为书中很多知识点都是参考最新的科学文献，跳出传统书本撰写而成。

大家一定要注意，本书提到的所有药物，切勿自行服用，用药需遵医嘱。如果出现书中提及的相关疾病，切勿自行诊断，一定要去医院及时就诊。

⏰ 睡眠新知

　　本书的阅读对象适用于想了解睡眠知识的读者，对睡眠感兴趣的医学生和医生。希望阅读本书让你收获更多的睡眠知识，每晚睡得更好。

目 录

第六章　睡不着的文人

第一章

『人间烟火』中的睡眠

最爱芦花经雨后，一蓬烟火饭鱼船。

——林逋《咏秋江》

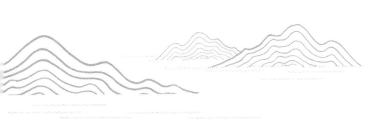

最美不过人间烟火，喧嚣过后，洗尽铅华，尘世间不过是衣食住行、一睡一醒罢了。天亮起床，天黑睡觉。对大多数人而言，睡眠就像吃饭喝水一样是一件很平常的事情。

　　睡眠跟衣食住行有什么关系？第一章我们先让"睡眠"回归到日常，详细聊聊睡眠与老百姓生活有关的事情。

第一节 吃好睡好——饮食如何影响睡眠?

俗话说"民以食为天",在老百姓的日常生活中,吃什么是个非常重要的事儿。过去生活条件差,吃不饱睡不着;现在生活条件好了,想吃什么就吃什么,可是吃的东西也会影响睡眠,吃得不对,睡眠不好。

如何衡量睡眠好坏?

大多数人早上醒来后能感知昨天晚上睡得好不好,睡得深浅程度怎样。这是衡量睡眠的主观手段,临床上可以通过量表、问卷进行评价。

睡眠的客观评价是准确、重要的,常用的手段是多导睡眠监测。

首先,多导睡眠监测可以准确得知睡了多长时间。在床上躺的时间≠实际睡眠时间,有的人在床上躺的时间很长,但是有效睡眠时间却很短,睡眠效率低,这种睡眠是无效的。

其次,更为重要的是,多导睡眠监测可以评价睡眠的"质",即各个睡眠阶段的百分比。睡眠是一个由浅入深、逐渐循环的过程。从入睡开始,睡眠经 N1 期、N2 期(即浅睡眠)深入到 N3 期(即深睡眠,又称慢波睡眠),其后便出现浅睡眠和深睡眠的交替循环,这中间还会循环出现另一个重要的 REM(快速眼动睡眠)期。N3 期和 REM 期是睡眠"质"的核心评价部分,两者均参与大脑的自身修复和学习记忆巩固的过程。

人群调查中的饮食与睡眠

大规模的人群调查发现了一些规律：甜食、面条摄入量多，睡眠质量差；鱼和蔬菜摄入量多，睡眠质量好。进一步调查发现，与摄入量相比，碳水化合物的种类与睡眠质量的关系更为密切：同量碳水化合物摄入量的人群中，睡眠质量差的人更倾向于食用甜食和面条，而睡眠质量好的人更倾向于食用米饭。每月摄入能量饮料或含糖饮料大于 1 次的人群睡眠质量更差。此外，饮食习惯也会影响睡眠质量：不吃早饭、不按时吃饭的人群睡眠质量较差。

低蛋白摄入（来源于蛋白质的能量＜ 16%）的人群睡眠质量差，主要表现为入睡困难；而高蛋白摄入（来源于蛋白质的能量＞ 19%）、低碳水化合物摄入（来源于碳水化合物的能量＜ 50%）的人群睡眠维持性差。这种现象在男性中较为明显。与健康人群相比，失眠人群摄入碳水化合物较低，而脂肪的摄入量却很高。

上述人群调查结果初步显示了饮食结构、饮食习惯与睡眠质量的关系，但并不能说明孰因孰果。要搞清楚饮食对睡眠的具体作用，还要通过实验进行探索。

碳水化合物、脂肪和蛋白质

碳水化合物和脂肪是食物中能量的主要来源，不同国家、不同地区、不同民族乃至不同家庭饮食结构中三者的摄入比例不同。在已经报道的实验中，不同研究人员对营养素含量高低的定义也不同。总体来说，高碳水化合物饮食会缩短睡眠潜伏期，更容易入睡，减少慢波睡眠比例，增加 REM 睡眠比例；高脂肪饮食会降低睡眠效率和 REM 睡眠比例，提高慢波睡眠比例。REM 睡眠的能量来源更依赖于碳水化合物，因此碳水化合物摄入增多，会提高 REM 睡眠比例。

食物中的蛋白质经胃肠道消化吸收后，转变为氨基酸，转运到体内组织、器官，合成人体"自己"的蛋白质。

吃哪种碳水化合物、什么时候吃，对入睡也有影响。碳水化合物的直接作用是升高血糖，目前采用升糖指数来描述碳水化合物对血糖升高的作用：升糖指数较高的食物，消化吸收快，血糖升高得快。研究发现，睡前 4 小时吃升糖指数较高的食物会明显缩短睡眠潜伏期，并增加主观的睡意。但这并不是说睡前吃东西就会助眠。相反，睡前 30～60 分钟吃东西，反而会降低睡眠质量，而且在女性中更为显著。

消化、吸收过程中，体内激素（如胰岛素、胆囊收缩素）水平的变化会调节脑内睡眠相关的神经递质（如 5- 羟色胺），进而影响睡眠潜伏期以及各个睡眠阶段的比例。这就是为什么碳水化合物、脂肪和蛋白质的含量会影响睡眠的基本原因。

助眠和改善睡眠质量的食物有哪些？

牛奶

普遍认为睡前喝牛奶有助眠的作用，其实喝什么样的牛奶、什么时候喝，对睡眠有不同的作用。有关牛奶对睡眠作用的研究可以追溯到20世纪70年代，研究人员发现，年轻成人睡前30分钟饮用麦乳精，睡眠中的活动会减少。而且麦乳精对睡眠的作用与年龄有关。

此外，研究人员对富含褪黑素的牛奶（即夜间采集的牛奶，因为夜间奶牛体内褪黑素分泌水平较高）进行了一些研究。这种牛奶可以提高老年人群的睡眠效率及活动能力，减少失眠人群夜间睡眠中的觉醒次数。这种作用与牛奶中的褪黑素含量密不可分。

但是无论如何，牛奶也是一种食物，如果饮用太多会增加胃肠道负担，影响睡眠质量。因此，大家要理性对待"睡前喝牛奶有助睡眠"这句话。

深海鱼

深海鱼富含维生素 D 和 ω-3 脂肪酸，可以调节脑内 5- 羟色胺水平，进而影响睡眠。研究发现，与食用深海鱼的人群相比，食用肉（鸡肉、猪肉、牛肉）的人群睡眠质量更差。深海鱼虽然不能让睡眠变得更好，但从某种程度上讲，能够防止睡眠变得更差。

水果

奇异果，与国内的猕猴桃是近亲，睡前 1 小时食用 2 个奇异果会增加睡眠时间、提高睡眠效率、缩短入睡时间、减少睡眠中觉醒次数。

酸樱桃，富含褪黑素，可以增加总睡眠时间、提高睡眠效率，不同品种樱桃的褪黑素含量不同，因此对睡眠的作用不同。

小结

食物中碳水化合物、脂肪和蛋白质的含量差异会影响睡眠质量。

牛奶、深海鱼和某些水果有助眠或改善睡眠质量的作用。

吃什么、什么时候吃，对睡眠的影响不同，在吃的时候还应该考虑营养均衡，注意血糖、血脂等问题，应科学、理性地对待食物改善睡眠质量这件事。

第二节　有温度的睡眠——睡觉时盖什么、枕什么有门道

记得初中历史课讲第一次鸦片战争前中国与世界的贸易时，说英国的资本家满怀欣喜地将睡衣、睡帽运到中国来，以为能大赚一笔，结果发现中国人睡觉从来不穿睡衣，更不要说戴睡帽了。这种东西方差异一直延续至今，时髦的中国人讲究穿睡衣就寝，而传统的中国人仍旧不习惯穿睡衣。其实睡觉时究竟该不该穿睡衣，或者是盖什么材质的被子，盖到什么程度，都是有门道的。

睡眠温度

穿睡衣也好，盖被子也罢，我觉得初衷可能是为了保暖。尤其是冬天，大家都喜欢温暖的被窝，盖得严严实实。其实在睡眠过程中，随着睡眠的不断深入，我们的核心体温（即心、脑等深部器官体温）是逐渐降低的，而我们感觉到的温度大都是皮肤温度。研究发现，主观睡眠质量好、深睡眠较多的人，睡眠中的核心体温相对较低；反之，如果核心体温升高，会感觉睡眠质量差，睡得浅，深睡眠也会减少。因此，核心体温是影响睡眠质量的一个因素。

影响睡眠体温的因素主要包括卧室环境温度、寝具质量（床、枕头、被子）。普遍认为冬天卧室温度高一些、夏天卧室温度低一些有

助于睡眠。但是不同地区、不同季节，卧室的温度总在变化，而且不同个体的温感不同，有人喜欢睡觉时暖和点，有人喜欢睡觉时凉快一些。很多研究推荐了睡眠时卧室的最低温度：世界卫生组织（WHO）推荐睡眠时卧室的最低温度为18℃，欧洲标准认为睡眠时卧室的最低温度为20℃。因此很难讲睡眠时"最佳"的卧室温度是多少，因人、因地、因情况而定。综合目前研究结果，推荐睡眠时卧室最低温度控制在15～23℃。

卧室温度只是一方面，更重要的是"睡眠微环境"温度，即睡眠时由人体皮肤、被子、床垫等形成的局部环境温度，这个温度直接影响我们的入睡时间和睡眠质量，冬天盖一床冷被子，需要花时间把被窝焐热，随之大脑就兴奋，越躺越睡不着。尽管适于睡眠的卧室温度波动范围较大，但适于睡眠的皮肤温度局限于34～35℃，被褥温度局限于31～33℃。所以，与其纠结卧室温度怎么控制，不如关注下更"贴近"我们的皮肤温度和被褥温度，夏天开空调不要把温度设置太低，冬天吹暖风也不要吹太热。

怎么盖被子？

萝卜白菜，各有所爱。关于怎么盖被子，每个人都有自己的偏好。有的人习惯把头蒙在被子里，认为这样睡得踏实（其实是在不断吸入自己呼出的二氧化碳）；还有的人习惯将被子簇拥在上半身，觉得这样更暖和。

国外有一项关于怎么盖被子的研究，该研究"发明"了两种被子，一种被子 A 是上身厚下身薄，另一种被子 B 是上身薄下身厚，研究的参与人员都穿短袖上衣和短裤样的睡衣（外国人习惯穿睡衣），结果发现盖被子 B 的人入睡较快、自我评价睡眠质量更好、深睡眠多、核心体温较低，而盖被子 A 的人相反。这是因为上半身以躯干为主，占体表面积大，躯干表面的静脉收缩功能弱，散热快。上身被子薄可加快散热速度，使核心体温迅速下降，能够快速入睡。

通过这个研究，我们知道睡觉时让上半身散热快一些有助于入睡和提高睡眠质量。当然这并不是说上半身不能盖被子，如果有条件的话，可以仿制上述研究中那种"上薄下厚"的被子。

被子的材质

不同纺织材料的热绝缘能力（即保温效果）不同，相同质量的纺织材料，其保温效果由强到弱依次为羽绒、羊毛、丝绸、聚酯纤维（涤纶）、棉花。睡眠时核心体温与入睡时间、睡眠质量密切相关，卧室温度、被子的保温效果会直接影响核心体温的变化。而相较于改变卧室温度，选择保温效果好的被子更为重要。研究发现，被子的保温效果可以"决定"适于睡眠的卧室温度，即被子的保温效果越好，适于睡眠的卧室温度范围越宽泛。卧室温度是否适于睡眠，大多数情况下是个人的主观感受，比如甲感觉稍微冷的卧室，换作乙可能会感觉热。从理论上讲，选对了被子，睡眠时对卧室温度的适应性更强，因为"对"的被子可以让你感觉当下卧室的温度是适于睡眠的。

怎么选枕头?

高矮、软硬是常用的择枕标准,其实温度也是择枕的一个参考指标。一项国外研究使用了两种枕头,一种"凉枕"A 由芒硝(一种凉性的中药)、陶瓷纤维填充,另一种枕头 B 由太空棉填充,结果发现使用"凉枕"A 的人入睡快、自我评价睡眠质量好、核心体温较低、睡眠时心率较慢,使用枕头 B 的人相反。

头颅是人体重要的散热部位,上述研究中使用"凉枕"A 的人能够迅速降低大脑温度和交感神经兴奋性,进而快速进入睡眠。去过博物馆或看过鉴宝节目的朋友们都见过古人使用的瓷枕、石枕或者是玉枕,这些材质的枕头虽然硬,但是能快速降低大脑温度,有助眠的作用。

通过上面两个研究,大家对盖被子、选枕头有了新的认识,其实都是围绕一个宗旨:降低核心体温可以快速入睡,提高睡眠质量。

小结

与入睡时间、睡眠质量关系最为密切的是核心体温,入睡快、睡眠质量好对应着较低的核心体温。

卧室温度、寝具的保温效果、盖被子的方式和枕头的材质会影响核心体温的变化。

保温效果好的寝具会增强个体睡眠时对卧室温度的适应性。

第三节 "新型"失眠——"阳康"后睡眠障碍

最近门诊"涌现出"很多失眠的患者，开口第一句话就是"新冠阳了之后，睡觉不好"，与其他"阳康"患者不同，这些患者咳嗽、咳痰的症状不是很明显，反而入睡困难、易醒、睡眠连续性差等症状很突出，大多数人在新型冠状病毒（简称新冠）感染之前睡眠质量很好。这种"新型"失眠对患者的影响很大，也为其带来了一定困惑。

新冠后遗症

早在 2020 年，一项研究显示，美国本土在 Google 网上有关"失眠"的搜索量明显增长。与之相应，又派生出了一个新的英文单词"Coronasomnia"，即由"新冠"和"睡眠"两个单词组成，意思是由新冠感染导致的严重睡眠障碍。

世界卫生组织对新冠后遗症的定义：在新冠感染症状出现后 3 个月仍然存在或逐步发展起来、并至少持续 2 个月的其他症状，而且这些症状并不能被其他疾病解释。这个定义对新冠后遗症的持续时间做出了要求，门诊经常看到很多患者说新冠感染 1 个月了，还在咳嗽、咳痰，按照这个定义讲，就不能归为新冠后遗症，只是代表新冠感染后的恢复阶段。

根据世界卫生组织的统计，最常见的六大新冠后遗症为疲劳

（78%）、气短（78%）、认知功能障碍（74%）、记忆障碍（65%）、肌肉酸痛或痉挛（64%）和睡眠障碍（62%）。除此以外，焦虑、抑郁是常见的新冠精神类后遗症。也有研究认为，疲劳、认知功能障碍和睡眠障碍是"标志性"的新冠后遗症。新冠后遗症并非一成不变，会出现波动或者复发，严重影响患者的生活质量。

新冠后睡眠障碍

新冠后睡眠障碍以失眠，即入睡困难、易醒、早醒为主要表现，另有一些较为少见的症状，包括睡眠中呼吸困难、噩梦、睡眠中意识模糊、睡前周身不适等。新冠后睡眠障碍的产生与新冠感染后持续的免疫反应、病毒的活跃等因素有关，干扰了脑内负责睡眠－觉醒调控的结构。如果这种睡眠障碍不能被及时纠正，将进一步影响免疫功能和睡眠－觉醒节律。

是不是新冠转阴之后睡眠障碍就会缓解？答案不是必然的。有研究显示，尽管新冠转阴，相关的睡眠障碍症状（如入睡困难、易醒）还会存在5~12周，甚至更长。这种持续状态会随着年龄增长而延长，并在女性中更为显著。

新冠后睡眠障碍的"助推手"

新冠后睡眠障碍不会无缘无故发生，某些因素会推动其发生发展。如较为严重的新冠感染，患者需入住重症监护病房（即 ICU），这在身体上和心理上对患者都是一种不小的打击，特别是从 ICU 出院的患者，睡眠质量更差，有效睡眠时间缩短、睡眠维持能力变差。

并存慢性病也会促进新冠后睡眠障碍的发生，如糖尿病就是诱导新冠后睡眠障碍出现的一个独立因素。社会心理状态差（如孤立无援、内心无法倾诉）、经济能力差、年龄增长也是新冠后睡眠障碍的"助推手"。

精神心理问题与新冠后睡眠障碍是双向的关系，即感染前存在焦虑、抑郁的患者在新冠感染后更容易出现入睡困难、易醒等症状，而新冠后睡眠障碍持续状态会促使精神心理问题出现。

医护人员作为一个特殊的群体，在新冠流行期间做出了极大的贡献和牺牲，研究显示，约 38% 的医护人员会出现新冠后失眠，这个特殊群体的睡眠障碍也应重视。

除此之外，新冠感染后会让机体潜伏的问题"暴露"出来。门诊上有些患者在新冠感染后会出现各种睡眠障碍的表现，仔细询问后得知，其在新冠感染前已有些端倪，如打呼噜、睡眠质量差，但并未引起自身的重视，新冠感染后出现了入睡困难、易醒、睡眠浅等表现，经检查发现存在其他睡眠疾病，如睡眠呼吸暂停。这些潜伏的睡眠疾病与新冠感染无关，只是在新冠感染后"暴露"了出来。

新冠后睡眠障碍怎么办？

以最为常见的新冠后失眠为例，大多数新冠后失眠属于急性失眠的范畴，即新近发生、病程未超过3个月的失眠，而且与新冠感染相关。这种情况下，常规的安眠药物治疗可以帮助缓解；非药物治疗，即认知行为疗法（如纠正不良的睡眠卫生习惯、限制卧床时间、避免摄入兴奋性物质）对新冠后失眠也有一定的效果。门诊上有些新冠后失眠的患者并未服用任何安眠药物，经自身调节后失眠症状逐渐缓解。

对于比较复杂的新冠后失眠，如合并慢性病或其他潜在的睡眠疾病，还是需要医生进行专业的评估，积极治疗慢性病，并发现其他潜在的睡眠疾病，消除失眠的"助推"因素。

小结

新冠后睡眠障碍是新冠感染后常见的后遗症，以入睡困难、易醒等失眠症状为主要表现。

新冠感染程度严重、合并慢性病、存在精神心理问题和其他睡眠疾病是新冠后睡眠障碍的易感因素。

大多数新冠后睡眠障碍经药物或非药物治疗后可逐渐缓解，病情较为复杂的患者还需要进行专业的临床评估。

第四节 长假后为何越歇越累？
——社会性时差在作怪

春节长假过后，返城、返工大潮来临，门诊患者又多了起来。很多患者说放了长假之后睡不好，白天昏昏沉沉，早上赖床不想起，晚上特别精神睡不踏实，这种情况多数是"社会性时差"的问题。社会性时差是指人体固有的昼夜节律与社会性昼夜节律（如工作日早上七点起床，休息日睡懒觉）之间的时差，就像坐飞机去国外倒时差的那种感觉。

三种时钟

早在人类社会文明出现之前，地球就已经存在昼夜更替节律。在30亿年前，地球每天的时间短于17小时，但地球自转的速度以每100年2毫秒的速度减慢，直到如今，我们每天的时间延长到24小时。在这个漫长的过程中，生命体逐渐进化出适应地球24小时昼夜节律更替的能力。在农耕文明时代，"日出而作，日落而息"是人类作息节律与外界自然环境昼夜更替和谐相处的一个例子。在农耕文明时代，自给自足，每个人按照自己的习惯生活、劳作，"社会"的含义不是特别明显。

进入工业文明时代后，随着机械化生产链和市场销售链的产生和完善，"社会"的含义逐渐突显，人与人之间的关系不再局限于土地和农耕，资本生产中的雇佣关系、协作分工关系出现了，"社会"的概念逐渐成熟，而每个人的习惯不同，需要一个社会化和共同化的标准要求所有人，于是"社会化"的工作、生活时间出现了。这种"社会化"的作息时间是主观制定的，带有强制性的意味。

现代社会存在"三种时钟"：一个是我们常说的自然时钟，比如北京时间、当地时间；一个是我们的体内时钟，比如自身的作息节律，体内时钟的形成是生物体长期进化的结果，是生物体作息节律与地球昼夜节律互相适应的结局；再一个就是社会时钟，即主观规定的、变动性较强的社会化作息节律，比如"996""007"。与前两个时钟相比，社会时钟很"年轻"，没有足够的时间使我们体内时钟与其相适应，所以当体内时钟与社会时钟相差很大时，就会出现社会性时差。

社会性时差是不是平时欠下的"睡眠债"？

大多数人因为工作日要早起，睡眠时间少，因此每日都会欠下"睡眠债"；在休息日时会睡到自然醒。这种情况属于慢性睡眠剥夺，工作日睡眠不足，白天感觉疲乏、劳累（但夜间睡眠很少受到影响），而且工作日欠下的"睡眠债"也无法通过休息日补过来。只不过是休息日通过延长睡眠时间恢复个体真正需要的睡眠时间。

社会性时差是一种昼夜节律紊乱现象，是由于个体的昼夜作息节律与社会要求的昼夜作息节律相差太多，慢性睡眠剥夺（如工作日睡眠不足）会加重社会性时差的表现。其他因素，如晚上光照（特别是睡前接受电子产品的蓝光照射）、碳水化合物的摄入不足及剧烈的体育活动，也会影响正常的昼夜节律，从而使得社会性时差的表现更为复杂。

晚睡－晚起型昼夜节律更容易出现社会性时差。在工作日需要强迫早起，处于慢性睡眠剥夺状态，而休息日恢复其生理性昼夜节律，因此社会性时差的效应会明显增强。此外，青少年由于生理性昼夜节律后移（即生理性的晚睡－晚起）而与学校规定的作息时间不符，从而导致社会性时差出现。

在东西向跨度较大的国家，如俄罗斯，社会性时差的出现比较常见。俄罗斯跨越了 11 个时区，全国统一使用莫斯科时间，特别是在 2011 年俄罗斯宣布使用夏令时，即在春季将时间向前拨快 1 小时，到秋季后再恢复当地标准时间，夏令时的实施进一步加剧了当地社会性时间和自然时间的差距；2014 年俄罗斯宣布取消夏令时，恢复当地标准时间。在俄罗斯推行夏令时的 3 年内，研究发现，很多人出现了社会性时差。

自然界的昼夜节律更替是相对稳定的，社会性的昼夜节律总在变化，理想状态是社会性昼夜节律与自然界昼夜节律完全匹配，但现实情况中并非如此。因此，从另一个角度讲，社会性时差反映的是个体在自然界昼夜节律和社会性昼夜节律差异之间努力使个体作息时间达到平衡的一种状态。

社会性时差是一种慢性状态

与出国坐飞机那种短期倒时差相比，社会性时差是一种慢性长期状态，会对认知功能、代谢水平和精神行为（焦虑、抑郁）造成不良影响。研究发现，社会性时差与高甘油三酯血症、高胆固醇血症及高空腹血糖水平有关，进而可能增加糖尿病等代谢障碍性疾病的发生风险。在饮食行为上，出现社会性时差的人群更倾向于摄入高热量和高糖食物，这也会升高患代谢综合征、糖尿病等疾病的风险。

考虑到可能导致代谢障碍，当个体出现社会性时差时，应特别注意晚餐时间。晚餐时间应根据个体昼夜节律而定。在个体昼夜节律中，较为重要的一个时间点是暗光褪黑素初始释放时间（dim light melatonin onset, DLMO），即夜间光线减弱时。此时，脑内对褪黑素分泌的抑制作用减弱，褪黑素开始释放。从生理学角度讲，这个时间是机体对自然界昼夜节律更替的反应，标志着"机体内"夜晚的到来，通常 DLMO 较入睡时间早 2～4 个小时，越接近 DLMO 吃晚饭，食物的热效应越不显著，能量积累越明显，从而会增加体重。

社会性时差反映了个体昼夜节律紊乱，但目前尚没有针对性药物。最为重要的是调整作息，平时不要熬夜，不要认为平时欠下的"睡眠债"可以通过休息日睡懒觉补回来；相反，这样反而会加重社会性时差，造成恶性循环。所以在休息日也要保证作息规律；避免酒精、尼古丁、咖啡等刺激性物质的摄入；晚上减少蓝光（如手机、电脑等）的接触。

小结

社会性时差描述的是个体的昼夜作息节律与社会要求的昼夜作息节律之间的差距，社会性时差不是工作日欠下的"睡眠债"，但"睡眠债"会加重社会性时差。

社会性时差是一种慢性状态，会对个体的认知功能、代谢水平和精神行为造成不良影响。

保持规律的作息习惯，休息日赖床、睡懒觉不能补"睡眠债"，反而会加重社会性时差。

第五节　百岁人生——怎样帮助儿童和老人睡好？

随着老龄化时代的到来，作为百岁人生的两端，老人和儿童是两个特殊的群体。老年人是所有人将来的归宿，儿童是所有人希望的寄托。良好的睡眠是老年人安享晚年生活和儿童健康生长发育的必备条件。实际上，25%～40%的1～5岁儿童会出现睡眠问题，主要包括睡前抵抗、延迟入睡和频繁夜醒。正常生理情况下，老年人所需的睡眠时间随年龄增长而减少，但老年人经常合并其他躯体性或精神性疾病。另外，随着人均寿命的延长，认知功能障碍和痴呆在老年人中的患病率逐渐升高，患有认知功能障碍或痴呆的老年人群的睡眠也成了一个新的问题。

怎样让儿童睡得更好？

不同年龄段儿童对睡眠的需求时间不同，学步时期的儿童（1～3岁）需要11～14小时的睡眠，学龄前的儿童（3～5岁）需要10～13小时的睡眠，学龄儿童（6～12岁）需要9～11小时的睡眠。养成良好的睡眠卫生习惯是确保儿童睡眠质量的前提，具体措施如下。

建立睡前仪式，形成相对固定的睡觉和起床时间。"睡前仪式"是针对儿童睡前的一系列程序性活动，由父母陪同孩子在睡前固定时间以相同的顺序完成的活动，一般在熄灯睡觉前 30 ~ 60 分钟进行。睡前仪式其实是让儿童建立针对睡眠的良性条件反射，比如刷牙、洗脚这些简单的动作，每天睡前重复进行，就会在儿童的脑海中形成固定的条件反射，告诉大脑准备睡觉了。

根据国外学者的专业建议，睡前仪式由过渡性活动（transition activity）、连接和舒缓性活动（connecting and calming activity）及提示性活动（cue activity）组成。过渡性活动就是告诉孩子要停止当下的活动，准备"开启睡眠模式"。具体的过渡过程不能太生硬，比如突然间抢过孩子手中的玩具，并命令性地让他去睡觉；反之，可以与孩子一起将玩具收拾起来，并安抚其准备睡觉。连接和舒缓性活动是接下来的步骤，其目的是让孩子逐渐安静、舒缓下来，比如刷牙、洗脚、讲故事等。接下来进入最后环节——提示性活动，宣告睡眠的正式开始，比如熄灯、盖被子、互道晚安。

睡前仪式是一种自然的程序性活动，不能机械化或随意化，应该固定，但不能将睡前仪式衍变为讨价还价或无休止的做游戏、讲故事，时间不能太长，否则会让孩子变得兴奋，睡前仪式的宗旨是让孩子逐渐安静，并建立与睡眠有关的条件反射。

给孩子提供安全舒适的睡眠环境。包括合适的光照、温度、声音，特别是避免蓝光（如手机、平板电脑）接触。卧室温度不能太高（一般建议 24℃以下），卧室中不能放有电视、电脑，并建立睡眠与光照的关系：熄灯表示开始睡觉，开灯或拉开窗帘表示起床。

注意白天的饮食和运动。睡前至少 4 小时内避免含咖啡因类食物或饮料的摄入，如果孩子睡前需要吃零食，推荐富含色氨酸的食物（如乳制品、豆制品）、碳水化合物和钙含量较高的食物（如燕麦饼干＋牛奶），但不能吃太多，否则会加重胃肠负担，影响入睡。规律的体育活动有助于睡眠，但应避免在睡前 3 小时内进行。

婴幼儿大多通过哭喊表达自己的情绪或诉求，在睡眠时也是如此。除上述睡眠卫生习惯外，国外学者还探索出了某些针对婴幼儿特点的睡眠方法，具体内容如下。

哭声免疫法（unmodified extinction）。将婴儿放在床上后，父母离开并"忽略"婴儿的哭喊，直到其自然入睡。自然而然，婴儿会获得自我安抚的能力，睡眠中间出现吵闹的次数逐渐减少。这里的"忽略"并不是完全放任不管，家长可以通过监视器在房间外了解婴儿睡眠过程中的一切。

哭声控制法（graduated extinction，又称法伯法）。大多数家长很难接受哭声免疫法，特别是在孩子大哭大闹时都忍不住去床前安抚，哭声控制法允许父母在孩子睡眠中哭闹时去查看，但需要等待一段时间，而且等待的时间应逐渐延长，查看的次数和在孩子旁边停留的时间也有要求，如果需要安抚，推荐简短的言语安抚。

家长在场的哭声免疫法。这是上述哭声免疫法的一个变种，允许父母和孩子在同一房间睡眠，但应分床，一开始父母可以陪同孩子一起入睡，等孩子睡着后父母回到自己的床上。此后逐渐"拉长"陪同孩子入睡的距离，如坐在孩子床边，并逐渐减少陪同孩子入睡的频次，直到孩子习惯自己入睡。

　　每个孩子都有形成自然入睡并维持睡眠状态的"天性"，上述方法的宗旨是促进孩子将这种"天性"表达出来，减少睡眠时对父母的依赖。

怎样提高患认知功能障碍人群的睡眠质量？

　　白天助眠的措施。患有认知功能障碍人群，自主生活能力缺如或彻底丧失，但基本的生理需求，如饥饿进食、大小便仍然存在，因此应确保这类人群在白天吃饱，以免夜间出现饥饿感影响睡眠。此外，在白天也应保证一定的活动量，这样有助于夜间睡眠。

　　晚上助眠的措施。养成良好的睡眠卫生习惯（作息时间固定、睡眠环境舒适安全），睡前可以少量进食或喝热饮，并告知老人现在已经是晚上了，要睡觉了。

　　睡眠中醒来怎么办？对于白天进食少的认知功能障碍者，半夜醒来常常是因为饥饿，所以食物和热饮可能会帮助他们继续入睡。或者醒来是为了解决大小便，或者是存在某些疼痛、不适。此外，还有些人半夜醒来喜欢去他们白天习惯去的场所遛弯、待着，这时陪伴很重要，不能让他感到孤独，不过还是应该告诉他，现在是晚上，应该去睡觉。

　　尽管如此，对于患有认知功能障碍的人群，白天保持清醒、减少打盹很困难，而且由于语言表达和交流障碍，很难探明他们的需求（或许他们不存在需求，只是不知道什么时候是白天，什么时候是晚上），这些都是有碍提高他们睡眠质量的棘手问题。而镇静安眠类药物会给他们带来严重的不良反应，因此，探索针对患有认知功能障碍群体睡眠问题的非药物治疗至关重要。

小结

建立睡前仪式、形成固定的作息时间、确保睡眠环境安全舒适是保证儿童睡眠质量的前提。

健康婴幼儿具有形成自然睡眠习惯的"天性"，家长应帮助孩子将这种"天性"表达出来，减少睡眠时对父母的依赖。

患有认知功能障碍群体存在表达和交流障碍，很难明确他们的真实需求、想法和感受，耐心的陪伴和新的非药物行为措施是提高他们睡眠质量的保障。

第二章
打呼噜的家童

家童鼻息已雷鸣。敲门都不应，倚杖听江声。

——苏轼《临江仙·夜饮东坡醒复醉》

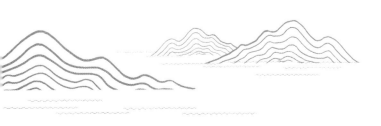

这章我们借苏轼的这首词谈谈打呼噜和睡眠呼吸暂停。在创作这首词的时候，苏轼被贬官至黄冈，一日夜饮而归，发现家童已睡，鼾声如雷，怎么敲门都听不见，他只能倚着栏杆，听滔滔江水之声。

家童睡得真深，这么大的呼噜声，竟然没有把自己吵醒，是不是呼噜声越大，就睡得越香呢？

第一节　打呼噜是不是病？

为什么会打呼噜？

我们一般认为，打呼噜代表睡得香，其实这两者并没有必然联系。从科学角度讲，打呼噜是睡眠状态下上气道软组织振动产生的一种声音，就像吹口哨一样。睡得香是指深睡眠较多，睡眠效率高，睡眠中觉醒次数少。打呼噜和睡得香并没有直接联系。无论男女老少，打呼噜很常见，但是**出现呼噜声就提示可能存在上气道问题**。

上气道包括鼻、咽、喉三部分，从功能上讲是气体进出人体的通道。正常情况下，这条通道应该是畅通无阻的，如果这条通道某处出现狭窄，或者某一段出现塌陷，气体不能顺利通过，通道局部阻力增加，根据物理原理，就会发出声音（与吹口哨的原理相同）。如果这种声音在睡眠时出现，就是打呼噜，医学上称为打鼾。

打呼噜能告诉我们什么？

既然打呼噜是一种声音，那么这个声音向我们表达了什么？

首先，它肯定不是在说你睡得很香，相反，它想说的是你睡得并不好。如果仅仅有上气道狭窄，气流通过时稍微受阻，并不影响气体在肺内的交换，这种呼噜声不会对自身睡眠造成明显的影响，但会干扰床伴的睡眠，时间长了会导致家庭生活矛盾。随着上气道狭窄的加重，气流通过时的阻力逐渐加大，为了维持机体的正常气体交换，会相应地增加呼吸用力，在睡眠状态下，呼吸用力增加会出现短暂的觉醒，进而导致睡眠中断。

其次，呼噜声还说明你的上气道阻力增加，存在狭窄或塌陷。在由鼻、咽、喉三段"管道"组成的上气道中，任何一段"管道"（包括鼻炎、鼻窦炎、鼻息肉、腺样体/扁桃体肥大、甲状腺肿大/甲状腺功能减退、颅面结构异常和肢端肥大）出现问题都会引起上气道狭窄或塌陷。因此，隐藏在呼噜声背后的"信息量"是相当大的，比如感觉晨起咽痛或口干的打呼噜患者，去医院检查发现腺样体或扁桃体肥大；总是觉得疲乏、体重增加、怕冷的打呼噜患者可能存在甲状腺功能减退；长相与他人不同的打呼噜患者可能存在颅面结构异常和肢端肥大。长期服用苯二氮䓬类安眠药（如艾司唑仑）也可引起上气道阻力增加，出现呼噜声。

最后，**打呼噜还可能与颈动脉粥样硬化有关**。许多研究发现，打呼噜可能引起颈动脉粥样硬化，有学者认为可能是打呼噜的振动直接损伤颈动脉血管壁，从而导致斑块形成，久而久之使颈动脉狭窄，影响大脑血供。但目前的研究并没有发现打呼噜和高血压、心血管疾病有直接关系。

打呼噜会不会进展？

打呼噜如果不积极治疗，随着年龄和体重的增加，上气道阻力会逐渐加大，睡眠状态下气体交换越来越困难，可出现短暂的气流减低或中断，医学上称为阻塞性睡眠呼吸暂停低通气综合征（OSAHS, 本书中简称 OSA），此时机体会增加呼吸用力，克服上气道阻力，恢复气体交换；同时交感神经也会兴奋，伴有心率、血压升高。因此，如果放任打呼噜不管，会逐渐发展为 OSA。

打呼噜进展为 OSA 的重要"推动力"包括年龄和体重增加，而两者相比较而言，体重对 OSA 的"贡献"最大。一项研究发现，体重增加对 OSA 的"助推"作用是年龄的 7 倍。

打呼噜怎么治？

减重、戒烟、戒酒这三条"铁打的戒规"是打呼噜的基本治疗方法，因为肥胖、吸烟、饮酒会直接导致打呼噜。

调整睡眠姿势，即保持侧卧位睡眠也是值得尝试的可行方法。目前有很多装置设备用于保持侧卧位睡眠，如采取某种姿势睡觉时会警报或可以调整头部位置的枕头。一款简易的 DIY 睡衣是在后背正中处缝制 1 个口袋，内部可置入网球，这样仰卧位时的不适感会迫使患者转回侧卧位。市面上还有一些特殊的枕头可以帮助 OSA 患者尽量保持侧卧位睡姿，比如孕妇枕。

保持鼻部的通畅性是治疗打呼噜的另一个主要措施，包括针对鼻炎的药物治疗、使用外置式鼻扩张器（具有一定硬度的鼻贴）、鼻部手术。

口腔矫治器可通过扩宽上气道减少打呼噜，常用的矫治方法包括下颌前移、改变软腭的位置、牵引舌向前，如果使用得当，口腔矫治器的止鼾效果相当可观，但必须由擅长这方面的口腔科医生来进行。

近年来也陆续出现了很多针对打鼾的外科手术治疗，一般认为，手术治疗是止鼾的最后手段。手术治疗适用于减重、鼻炎治疗无效且不愿接受口腔矫治器治疗的打鼾人群。

小结

打呼噜提示上气道出现问题，与其相关的疾病有很多，打呼噜与颈动脉粥样硬化有关。

如放任不管，打呼噜会逐渐进展为阻塞性睡眠呼吸暂停低通气综合征。

减重、戒烟、戒酒是打呼噜的最基本治疗方法。

第二节 潜在的安全隐患——OSA

所谓"OSA",是阻塞性睡眠呼吸暂停低通气综合征（obstructive sleep apnea hypopnea syndrome，OSAHS）的简称，是指由各种原因导致的睡眠状态下进出人体的气流减低甚至中断的一类疾病。

为什么会发生睡眠呼吸暂停低通气?

"人活一口气"，如果出现呼吸暂停，会导致非常严重的后果。人在睡眠状态和清醒状态下对呼吸的控制是不同的。在清醒状态下，我们可以通过大脑皮层主观上对呼吸进行控制，做到收放自如；但在睡眠状态下，大脑皮层对呼吸的主观控制减弱，主要依靠脑干自发的呼吸节律维持呼吸。

如果在这个时候出现上气道狭窄，使得进出人体的气流受到阻力，气流在通过这些狭窄处时就会产生呼噜声。**若狭窄导致上气道完全关闭，进出人体的气流会被阻断，称为睡眠呼吸暂停；如果狭窄导致上气道部分关闭，进出人体的气流减低，称为低通气。**出现睡眠呼吸暂停低通气后，机体一方面增加呼吸用力，试图打通上气道；另一方面兴奋大脑皮层，增加主观对呼吸的控制，使进入人体的气流恢复正常。虽然这一过程是机体应对呼吸暂停或低通气的保护性措施，却会造成睡眠片段化，影响睡眠质量。

从气流阻断或减低开始，到机体做出反应调节，直到气流再次恢复的过程，是一次睡眠呼吸暂停低通气发生、发展和结束的过程。这个过程对人体产生一连串"蝴蝶效应"式的连锁反应。

根据睡眠呼吸暂停低通气的发生原理，分为中枢性和阻塞性两大类。前者是指由于呼吸控制中枢（主要指脑干）的指令不能下达给负责呼吸运动的肌肉，导致呼吸活动减弱或无力，引起睡眠呼吸暂停低通气；后者是指上气道狭窄导致气流不能正常进出人体，因此出现睡眠呼吸暂停低通气。OSA 最为常见，在人群中"老少皆宜"，不分男女，各年龄段均会出现。特别是随着生活水平提高，肥胖率攀升，加上目前检测手段的普及，OSA 的患病率显著上升。

什么情况下容易出现 OSA？

年龄和性别。年龄增长会导致 OSA 患病率增加，50～60 岁后发生情况趋于稳定。此外，男性 OSA 的患病率是女性的 2～3 倍，但绝经后女性患病的概率逐渐增加，和男性患病率相近。

身材和长相。提到身材，大家都会不约而同想到一个词——肥胖，有研究显示，体重每增加 10%，罹患 OSA 的概率会增加 6 倍。但并不是说努力减肥、控制体重就不会出现 OSA。如果说在欧美人群中，肥胖是导致 OSA 的重要因素，那么在亚洲人群中，除了肥胖，"长相"是导致 OSA 的另一个重要因素。很多患者会有疑问，为什么自己并不胖，还会出现 OSA？主要是由"长相"所致。我国人群中最为常见的 OSA 相貌之一是小下颌（图 2-1），所谓小下颌是指下颌后缩。此外，由于肌肉松弛、舌体脂肪沉积或其他口腔颌面畸形导致的仰卧位舌后坠（图 2-2）也是成人 OSA 的原因之一。

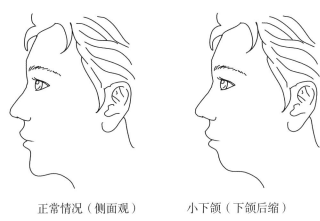

正常情况（侧面观）　　　小下颌（下颌后缩）

图 2-1　小下颌

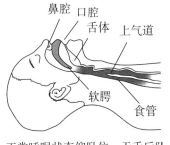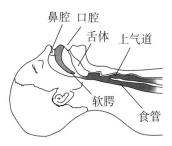

正常睡眠状态仰卧位，无舌后坠，　仰卧位舌后坠时，上气道开口阻塞
上气道开口通畅

图 2-2　仰卧位舌后坠

打呼噜。打呼噜往往是 OSA 的先兆，但两者之间并无必然联系。有些患者 OSA 非常严重，但呼噜声很小，甚至没有呼噜声；而打呼噜也并不一定意味着存在 OSA。此外，与打呼噜有关的因素，如吸烟、饮酒、患有鼻炎、服用苯二氮䓬类安眠药（如艾司唑仑）也参与或推动 OSA 的发生。

慢性病和其他疾病。患有高血压、冠心病、心房颤动、肺动脉高压、慢性阻塞性肺疾病、哮喘、脑血管病、帕金森病、终末期肾病、肢端肥大、甲状腺功能减退等疾病也会增加 OSA 的发生概率。

OSA 有什么表现？

晚上睡不好。打呼噜是 OSA 的常见夜间表现，患者自己听不到，但会被床伴听见。与 OSA 相关的典型呼噜声时有时无，往往在呼噜声消失的时候出现呼吸暂停或低通气，持续一段时间（几秒至数十秒）后呼噜声再次出现，且声音较前响亮。在睡眠呼吸暂停发生时，床伴会看到患者在努力呼吸，胸部和腹部会出现大幅度的活动，或者床伴会听到有倒吸气的声音，这些都提示患者在努力使塌陷或狭窄气道再次打通。此时患者会突然醒来，第一反应是憋气，床伴会误认为患者是被自己呼噜声吵醒的，其实是被呼吸暂停或低通气引起的体内缺氧憋醒的，**突然憋醒是 OSA 的第二个常见夜间表现**，并会伴随出现口干舌燥、满头大汗，这与心绞痛发作极为相似。有时醒来还会有排尿的感觉，出现夜尿增多。

　　睡眠连续性差。并非所有 OSA 患者都会憋醒，有的患者会觉得整晚睡不踏实，睡眠断断续续，有一种似睡非睡的感觉，这种现象称为"睡眠片段化"，是由于反复出现的睡眠呼吸暂停低通气导致完整的睡眠被觉醒一段一段地隔断。此外，OSA 也是导致失眠的常见疾病之一，在纠正睡眠呼吸暂停低通气后，失眠的症状会逐渐缓解。

　　白天精神差，注意力不集中。OSA 患者会觉得睡了一晚上觉但没有解乏，白天仍然困倦、睡不醒，特别是在安静、单调或枯燥乏味的环境中（如坐车、开会、独处）容易犯困，甚至会睡着，医学上称这种现象为**日间思睡，这是 OSA 最为常见的日间表现**。然而犯困和疲乏总是相伴出现，而且很多患者误将日间思睡理解为疲乏。严格来讲，疲乏是一种体力或精力不足的主观感受。我们可以通过自评量表（表 2-1、2-2）将疲乏和日间思睡进行区别。注意力不集中，难以完成日常学习和工作任务也是 OSA 的日间表现，如儿童青少年患者上课注意力不集中，学习成绩下降；成年患者自己感觉以往可以胜任的工作现在完成得很吃力。

表 2-1　Epworth 嗜睡量表（分）

情况	打瞌睡的可能			
	从不	轻度	中度	很可能
坐着阅读书刊	0	1	2	3
看电视	0	1	2	3

（续表）

情况	打瞌睡的可能			
	从不	轻度	中度	很可能
在公共场所坐着不动（如在剧场或开会）	0	1	2	3
作为乘客在汽车中坐 1 个小时，中间不休息	0	1	2	3
在环境许可时，下午躺下休息	0	1	2	3
坐下与人谈话	0	1	2	3
午餐不喝酒，餐后安静地坐着	0	1	2	3
遇堵车时停车数分钟	0	1	2	3

计分原则：各项题目得分的总分 > 9 分提示存在日间思睡。

表 2-2 疲劳严重程度量表（分）

过去 1 周发现	非常不同意			可能同意 /不同意			非常同意
当我感到疲劳时，我就什么事都不想做了	1	2	3	4	5	6	7
锻炼让我感到疲劳	1	2	3	4	5	6	7
我很容易疲劳	1	2	3	4	5	6	7
疲劳影响我的体能	1	2	3	4	5	6	7
疲劳带来频繁的不适	1	2	3	4	5	6	7
疲劳使我不能保持体能	1	2	3	4	5	6	7

（续表）

过去 1 周发现	非常不同意			可能同意 /不同意			非常同意
疲劳影响我从事某些工作	1	2	3	4	5	6	7
疲劳是最影响我活动能力的症状之一	1	2	3	4	5	6	7
疲劳影响了我的工作、家庭、社会活动	1	2	3	4	5	6	7

计分原则：1~7 分为不同的程度，1 分代表非常不同意，4 分代表可能同意 /不同意，7 分代表非常同意，选择最适合自身情况的一个得分，各项目得分的总分 ≥ 36 分可能需要就诊，进一步明确疲劳的原因。

晨起头痛、口干。OSA 发生时，氧气很难进入机体，进而造成缺氧，同时机体代谢产生的二氧化碳也很难排出体外，易造成高碳酸血症，血液中升高的二氧化碳会使血管扩张，导致患者晨起出现头痛。这种头痛的感觉为双侧太阳穴附近挤压性疼痛，一般持续数小时，可每天出现。此外，患者晨起还会自觉口干，这是由于上气道狭窄，气流通过受限时患者不自主张口呼吸所致，严重时可感觉口苦。

OSA 引起的"蝴蝶效应"

我们前面介绍了 OSA 的发生原因和表现，很多患者觉得这不是一种疾病，仅仅是一种异常表现。由于夜间睡眠时频繁出现呼吸暂停低通气，导致体内缺氧和交感神经兴奋，这两点就好比是蝴蝶的一对翅膀，轻轻扇动几下，就会引起机体一系列病理反应，导致其他疾病的发生、发展。

高血压。高血压是 OSA 的常见并发症。我们在临床上常常见到一些青年高血压患者，化验检查并没有发现引起高血压的其他病因，但存在严重的 OSA，晚上睡前测量血压在正常范围内，晨起复测血压收缩压为 150～160 mmHg，这些青年患者的高血压极有可能是 OSA 所致。在经过治疗之后，睡眠呼吸暂停低通气得到改善，晨起血压随之回落正常。此外，很多难治性高血压患者（即联合使用 3 种或以上降压药仍不能使血压控制在理想范围内）也同时合并严重的 OSA，经治疗改善睡眠呼吸暂停低通气后，同时配合使用降压药，可以将血压控制在理想范围内。

冠心病、冠状动脉硬化 / 狭窄。严重的 OSA 会增加冠心病发生的概率，并进一步加重冠状动脉硬化 / 狭窄。特别是夜间频繁的缺氧和交感神经兴奋，可能会诱发心绞痛，表现为夜间憋醒、心慌、大汗，并伴有心前区的疼痛或压迫感，严重时会引起急性心肌梗死甚至心源性猝死。因此，对于冠心病患者，一定要重视 OSA 的诊断和治疗。

糖尿病及代谢综合征。OSA 的严重程度和胰岛素抵抗、2 型糖尿病之间存在关联，并影响糖尿病的治疗效果。重度 OSA 患者发生糖尿病的概率会增加 30%。此外，OSA 会升高血甘油三酯水平，增加体重，导致代谢综合征。

脑卒中。OSA 与脑卒中的相互作用。OSA 是诱发脑卒中的重要因素，对 OSA 的治疗是预防脑卒中的措施之一。脑卒中患者也是 OSA 的好发人群，但由于言语表达和肢体活动不利，脑卒中患者

OSA 的临床表现更为隐匿，容易被忽视。脑卒中可加重原有 OSA 的严重程度。

疲劳驾驶和交通事故。国外已有研究发现，OSA 是导致疲劳驾驶的原因之一，因此，国外非常重视对驾驶人员和危险作业人员的 OSA 筛查。OSA 人群发生交通事故的概率是没有 OSA 人群的 2 ~ 3 倍。司机朋友们要注意观察自身有无睡眠呼吸暂停低通气，如果发现，应尽早接受治疗。

OSA 如何"未卜先知"？

OSA 对机体的影响非常广泛，因此越早发现，越早治疗，获益就越大。对于有如下情况的人群，应高度警惕是否存在 OSA：夜间睡眠打呼噜、憋醒、晨起头痛、口干、白天精神差、犯困，特别是合并有高血压、冠心病、糖尿病、高脂血症、脑卒中、心房颤动等慢性疾病者。此时可采用一些自评工具，量化存在 OSA 的可能。这里向大家介绍两个自评工具：柏林问卷和 STOP-Bang 问卷（表 2-3，表 2-4）。

这两个自评量表只能初步给出存在 OSA 的可能，并不能确诊。如果自评量表提示存在 OSA 的可能性大，需要进一步就诊于睡眠专科门诊，通过医生详细的病史询问、体格检查及多导睡眠监测，最终明确是否存在 OSA。

表 2-3 柏林问卷

第一部分（最好问家人或同屋的人）

1. 您睡觉打呼噜吗?

A 是

B 否

C 不知道

2. 如果您睡觉打呼噜, 您的鼾声有多响亮?

A. 比正常呼吸响

B. 同说话时一样响

C. 比说话更响

D. 非常响, 其他房间都能听到

E. 不知道

3. 您打呼噜的次数多吗?

A. 几乎每天

B. 一周 3 ~ 4 次

C. 一周 1 ~ 2 次

D. 一个月 1 ~ 2 次

E. 没有或几乎没有 / 不知道

4. 您的鼾声影响其他人吗?

A. 是的

B. 不影响

C. 不知道

5. 在您睡觉时, 您的爱人、家属或朋友有注意到您有呼吸间歇 / 停止现象吗?

A. 几乎每天都有

B. 一周 3 ~ 4 次

C. 一周 1 ~ 2 次

D. 一个月 1 ~ 2 次

E. 没有或几乎没有 / 不知道

（续表）

第二部分

6.您早晨醒来后会感觉睡觉不解乏吗？

A.几乎每天都有

B.一周3～4次

C.一周1～2次

D.一个月1～2次

E.没有或几乎没有 / 不知道

7.白天您会有疲劳、乏力或精力不够的感觉吗？

A.几乎每天都有

B.一周3～4次

C.一周1～2次

D.一个月1～2次

E.没有或几乎没有 / 不知道

8.当您开车的时候您会打盹或者睡觉吗？

A.是

B.否

9.如果是，这种现象多吗？

A.几乎每天

B.一周3～4次

C.一周1～2次

D.一个月1～2次

E.没有或几乎没有 / 不知道

（续表）

第三部分

10. 您有高血压吗?

A. 有

B. 没有 / 不知道

11. 您的体重指数（BMI）是多少?

$$BMI = \frac{体重}{身高 \times 身高} \quad （体重的单位为千克，身高的单位为米）$$

计分原则:

第一部分包括 1~5 题。

如果对第 1 题回答"是"得 1 分;

如果对第 2 题回答"C"或者"D"得 1 分;

如果对第 3 题回答"A"或者"B"得 1 分;

如果对第 4 题回答"A"得 1 分;

如果对第 5 题回答"A"或者"B"得 2 分;

将所得分数相加，如果总分≥2 分说明第一部分是阳性的。

第二部分包括 6~9 题（第 9 题不计分）。

如果对第 6 题回答"A"或者"B"得 1 分;

如果对第 7 题回答"A"或者"B"得 1 分;

如果对第 8 题回答"A"得 1 分;

将所得分数相加，如果总分≥2 分说明第二部分是阳性的。

第 3 部分包括 10~11 题。

如果第 10 题的回答是"有"或者第 11 题体重指数 > 30 kg/m^2 则第三部分是阳性的。

结论:

存在 OSA 的可能性高：≥2 个部分的得分是阳性的。

存在 OSA 的可能性低：≤1 个部分的得分是阳性的。

表2-4　STOP-Bang 问卷

您打鼾的声音大吗，比说话的声音大或者关上门都能听见？	是	否
您白天感到疲倦、劳累或嗜睡吗？	是	否
有人发现您睡眠中有呼吸暂停吗？	是	否
您有高血压吗？	是	否
您的体重指数大于 35 kg/m^2 吗？	是	否
您的年龄大于 50 岁吗？	是	否
您的颈围超过 40 厘米吗？	是	否
您的性别是否为男性？	是	否

存在 OSA 的风险：

低危：0~2 个问题回答"是"；中危：3~4 个问题回答"是"；高危：≥5 个问题回答"是"。

小结

睡眠状态下，当上气道狭窄达到一定程度，使得进出人体的气流减低甚至中断时，即发生 OSA。

年龄增长、男性、肥胖、小下颌会增加发生 OSA 的概率。

夜间频繁憋醒、睡眠连续性差，晨起头痛、口干、白天精神差、注意力不集中，这些都是 OSA 的常见表现。

高血压、冠心病、心房颤动、糖尿病、脑卒中、高脂血症均与 OSA 有关。

OSA 会导致疲劳驾驶，增加交通事故发生风险。

早发现、早就诊、早治疗是预防 OSA 危害的有效方法。

第三节 特殊的儿童 OSA

在这一章的开头，我们引用了苏轼的一首词，说的是苏轼夜饮而归，家童睡着了，鼾声如雷，都听不见主人在敲门。可见儿童的打鼾和睡眠呼吸暂停问题自古就有。健康儿童在睡眠期间，上气道阻力可以出现轻度增加，导致进出机体的气流小幅度下降。通过多导睡眠监测已经证实，健康儿童在睡眠期间血中氧含量会出现轻度下降，二氧化碳含量会轻度升高，同时也会出现短暂的中枢性睡眠呼吸暂停低通气，但如果出现 OSA，绝不是正常现象。

发病特殊

我们在本章第一节讲过，上气道由鼻、咽、喉三段"管道"组成，虽然鼻的阻力最大，但在 OSA 的发生中，最容易出现狭窄或塌陷的部位反而是咽。咽部是上气道重要的"四省通衢"：上连鼻，中通口腔，下达食管和气管，气体、液体、固体可同时从咽部经过。因此，咽部由许多组精细的肌肉组成，以完成其艰巨的交通要塞任务，这些肌肉又被脑干处的神经控制，根据实际需求，这些肌肉共同活动，可以改变咽腔的大小、形状和活动。而这些肌肉往往是 OSA 发生时上气道狭窄或塌陷的好发部位。

成人 OSA 的发生是由于上气道频繁反复的部分或完全阻塞，出现间歇性的缺氧；但**儿童OSA常常为上气道持续性部分阻塞**，这种在儿童中特有的现象称为"阻塞性通气不足"，会出现血液中持续性氧含量下降和二氧化碳含量升高。健康儿童咽部的平面很大，左右径大于前后径，呈扁椭圆形，而且气道的大小几乎不受呼吸活动的影响；OSA患儿的咽部平面很小，前后径大于左右径，呈长椭圆形，而且气道的大小明显受呼吸活动的影响。

儿童OSA的另一个特殊之处是睡眠相对完整，很少像成年患者那样出现睡眠片段化。由于持续性的缺氧和血二氧化碳水平升高会刺激咽部肌肉活动，扩张上气道，使得气道阻塞得到缓解。因此，与成年患者不同，儿童OSA很少发生睡眠中觉醒。

病因和诱因特殊

儿童OSA的病因和诱因与成年患者也有所不同。

扁桃体和腺样体肥大。无论何时，扁桃体和腺样体肥大总是儿童OSA的最常见且主要病因。但扁桃体和腺样体肥大的儿童并非一定患有OSA，看似正常大小的扁桃体也可能引起OSA，这是因为在这两者之间存在一个"中介"因素——肥胖。肥胖既与扁桃体和腺样体肥大有关，同时也是OSA的重要发病因素。**肥胖儿童发生OSA的概率会增加4~5倍。**有些患儿在切除肥大的扁桃体和腺样体后，睡眠呼吸暂停低通气的缓解并不明显，这是因为一方面存在肥胖，另一方面还存在其他导致上气道阻塞的原因（如咽部肌肉活动障碍）。

哮喘。对于合并哮喘的患儿，哮喘是否得到控制也是决定儿童 OSA 发病的重要因素，规律使用药物控制哮喘发作，可以明显改善睡眠呼吸暂停低通气。

烟雾。二手烟、喷雾剂、空气污染也是儿童 OSA 的诱发因素，其中二手烟暴露是儿童 OSA 发生的重要因素。可能与烟雾刺激上气道有关。

异常代谢物沉积。黏多糖病和脂质贮积病是儿童常见的异常代谢物沉积障碍性疾病，多为先天遗传性疾病，是体内不能被代谢的糖类或脂肪堆积于器官内所致，可引起相应器官的功能障碍。如果这些物质沉积于上气道，可出现 OSA。

颅面结构畸形。颅面结构畸形更多见于儿童 OSA 患者中，如小下颌、上颌弓狭窄、面中部发育不全、巨舌，多为先天性。并不是所有的颅面结构畸形都可以肉眼识别出来。近年来新发展的"药物诱导睡眠内镜"检查技术可以明确在睡眠状态下上气道阻塞的具体情况。该检查使用药物诱导患者进入睡眠状态，使用无创内镜观察 OSA 发生时上气道具体病变的部位和性质，并为手术治疗方案的制订提供很好的参考。

咽部肌肉活动障碍。咽部肌肉受脑干神经的支配，睡眠状态下，这种神经－肌肉之间的反馈调节作用对维持咽部开放状态至关重要。当脑干发生病变时，如儿童常见的小脑扁桃体下疝畸形、运动神经元病、脑干肿瘤，脑干和咽部肌肉之间的反馈调节作用减弱，使得睡眠状态下咽部肌肉活动障碍，咽部不能维持开放状态，进而出现

OSA。此外，这些患者由于呼吸中枢发生病变，还会合并出现中枢性睡眠呼吸暂停。

遗传。虽然OSA没有明确的遗传规律，但影响其发生的许多因素，如肥胖、哮喘、异常代谢物沉积、颅面结构畸形等，明显受遗传影响。因此，对于存在上述疾病家族史的儿童，应加强对睡眠呼吸暂停的筛查和监测。

表现特殊

夜间表现。与成年OSA患者相同，儿童OSA患者也会出现夜间打呼噜；由于上气道阻塞，患儿会不自主张口呼吸，致使晨起出现口干、口苦；由于二氧化碳不能及时排出，使得血液中二氧化碳水平升高，致使晨起出现头痛。但儿童有其他特殊的夜间表现，家长可经常见到孩子半夜睡觉不踏实、小动作多，还可能出现盗汗，甚至有的患儿还会出现梦游、睡眠中惊醒等表现。

日间表现。与成年患者相比，儿童OSA患者的日间思睡并不是特别明显，特别是学龄期儿童，本就存在白天打盹、睡不醒等表现。因此，日间思睡很难被老师或家长认为是一种疾病的表现。相反，注意力不集中、学习成绩差、容易冲动、叛逆、攻击性行为等认知行为和情绪的问题容易被老师和家长发现，但不会将这些症状与夜间睡眠联系起来，而这些恰恰是儿童OSA患者的常见日间表现。

注意力不集中、冲动行为在OSA患儿中很常见，约30%的患儿已达到临床上注意缺陷多动障碍（ADHD）的诊断标准，但这有可能是 OSA 造成的。品行问题、暴力欺凌和破坏行为也是儿童 OSA 患者的常见行为问题。在情绪方面，患儿可出现易怒、对挫折的耐受力降低、抑郁、不合群等表现。因此，老师和家长应该有一个意识，即孩子的认知、行为和情绪问题与存在的睡眠呼吸暂停可能有联系，以便及时发现这些问题背后真正的"元凶"。

危害特殊

儿童青少年的身心处于发育阶段，甚至说每天都是一个新的自己。OSA 对儿童生长发育的影响非常显著，但如果发现和治疗及时，这种影响是可以逆转的。

影响生长。重度 OSA 可导致患儿生长迟滞。一方面，为了克服睡眠时上气道阻力，机体不得不增加消耗维持上气道开放和呼吸；另一方面，缺氧也会引起患儿体内激素水平的降低。早期发现 OSA 并及时治疗可以消除睡眠呼吸暂停对生长发育的影响。

可能引发心肺疾病。与成年患者相比，儿童 OSA 可能与肺动脉高压有关，此外，患儿也可出现高血压、心脏肥厚。但这些影响不像成人那样显著，不一定会影响儿童成年后的心肺系统。

影响认知和行为。很多研究发现，长大后出现的认知（注意力、记忆力）和行为问题，都可以追溯到童年时期出现的睡眠呼吸暂停。因此，睡眠呼吸暂停对儿童大脑发育（认知、行为、情绪）的影响不止在当下，还会波及"千秋"。

怎样识别及诊断儿童 OSA？

我们前面介绍了儿童 OSA 的病因、表现和危害，想必大家对此已经有了初步的认识，也应该意识到，但凡发现孩子有上述表现，应该及时到医院就诊。另外，家长可以通过睡眠相关呼吸障碍量表（表2-5）初步自行评价孩子存在 OSA 的可能性。

表 2-5　睡眠相关呼吸障碍量表

主要询问家长过去一个月内孩子常见的表现			
睡觉的时候，您的孩子是否：			
1. 有超过一半的时间打鼾？	是	否	不知道
2. 总是打鼾？	是	否	不知道
3. 鼾声响亮？	是	否	不知道
4. 有"粗重"或响亮的呼吸音？	是	否	不知道
5. 有呼吸困难，或者用力呼吸？	是	否	不知道
6. 您是否曾经看到孩子在夜间睡眠时停止呼吸？	是	否	不知道
您的孩子是否：			
7. 白天倾向于用口呼吸？	是	否	不知道
8. 早晨醒来后感觉口干？	是	否	不知道
9. 偶尔尿床？	是	否	不知道
10. 早上感觉睡不醒？	是	否	不知道
11. 日间思睡？	是	否	不知道

（续表）

主要询问家长过去一个月内孩子常见的表现			
12. 老师或者其他照料者反映过孩子日间思睡？	是	否	不知道
13. 早上难以叫醒？	是	否	不知道
14. 早上醒后头痛？	是	否	不知道
15. 出生后某段时间曾有过停止生长发育？	是	否	不知道
16. 超重？	是	否	不知道
您的孩子是否经常：			
17. 对他说话时他像没有听到？	是	否	不知道
18. 规划任务或活动有困难？	是	否	不知道
19. 很容易因为外界的刺激而分散注意力？	是	否	不知道
20. 手脚不停地动或坐不住？	是	否	不知道
21. 总是"忙碌"或表现像"发动机不停运转"？	是	否	不知道
22. 打断 / 打扰别人（如不合时宜打断别人的对话 / 游戏）？	是	否	不知道

计分原则：每一个问题都包括"是、否、不知道"三个选项，选"是"的题目数除以选"是"和"否"的题目数（分母中不能包含选"不知道"的题目数），比值 > 0.33 提示孩子存在 OSA 的可能性大。

对于 OSA 患儿，多导睡眠监测对疾病的诊断和严重程度的划分是必要的，围绕病因和并发症的评估也是十分重要的。

对上气道阻塞的评估，根据病情不同，可能使用 X 线、CT 或者磁共振成像（MRI）进行检查，必要时还会使用药物诱导睡眠内镜进行检查。

对可疑存在的心肺系统影响，可能使用心电图、胸部 X 线、超声心动图进行检查。

对可疑存在的异常代谢物沉积障碍性疾病（黏多糖病和脂质贮积病），可能需要抽血进行基因检测，并进行肌肉和神经活检（异常代谢物容易沉积在肌肉和神经处），明确诊断和分型。

小结

与成人不同，儿童 OSA 发生常常为持续性，夜间睡眠相对完整，觉醒次数较少。

扁桃体和腺样体肥大、肥胖是儿童 OSA 的常见病因。

颅面结构畸形、异常代谢物沉积、脑干病变也可导致儿童 OSA。

与成人相比，认知、行为、情绪问题是儿童 OSA 的常见表现，日间思睡相对不明显或不容易识别。

OSA 对儿童身心发育影响深远，及时治疗可逆转这种影响。

第四节 欲"吸"无力——CSA

中枢性睡眠呼吸暂停低通气综合征常简称为中枢性睡眠呼吸暂停低通气（central sleep apnea and hypopnea，CSA），主要指的是呼吸中枢的呼吸指令减弱或消失，导致呼吸动力下降或缺如，进而出现无动力状态的睡眠呼吸暂停，通俗地说就是不喘气了。CSA不同于OSA，前者是呼吸动力减弱或消失，但呼吸管路相对畅通；后者是呼吸动力存在但呼吸管路受阻。

呼吸中枢在哪？

几乎所有调节人体的中枢都位于大脑。我们通常所说的"大脑"，医学上应该称为"脑"，指的是存在于我们头骨内（医学上称枕骨大孔以上）的神经组织，由大脑、间脑、脑干和小脑组成（图2-3），从进化和功能角度讲，大脑是人类最为发达的神经组织，人之所以称为"人"，在于拥有发达的大脑，人类社会的文化、科学、技术都是大脑的产物。

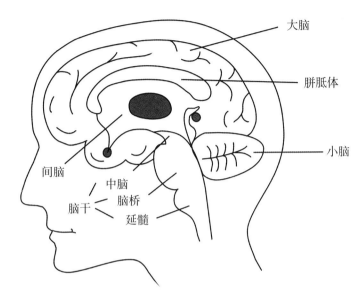

大脑

胼胝体

小脑

间脑

中脑
脑干
脑桥
延髓

图 2-3　人脑组成及其位置示意图

但人毕竟也是生物，大脑负责了上述形而上的高级功能，其他基础功能（如衣食住行、呼吸、心跳）的调节则由间脑、脑干和小脑来完成。这些组织还负责对大脑发出的指令进行传导和加工，可以说它们是大脑的手和脚。脑干是这些组织中最为原始的，说它"原始"不是说它功能简单，而是说在动物进化的过程中，自从有神经系统以来，脑干就一直存在，从鱼类进化到人，脑组织的演变增减无数，而脑干的结构和功能一直留存。

成人的脑干位于后枕和后颈部，脑干中存在着维系我们生命的两大中枢——呼吸中枢和心跳中枢。呼吸中枢主要分布于脑干的延髓和脑桥，一方面负责基础呼吸动力指令的发放（延髓处），另一方面根据机体的实际情况对呼吸活动进行调整（脑桥处）。

我们前面讲过，在清醒状态下，主观意识会调节呼吸活动，比如生气时我们的呼吸节奏会变快，而在睡眠状态下，由于大脑处于"休眠"状态，主观意识对呼吸的调节减弱甚至消失，呼吸的维持主要依靠延髓处基础呼吸中枢发放的指令。延髓呼吸中枢的活动受脑脊液中酸性物质——氢离子浓度的调节，而脑脊液中氢离子来自于血液中二氧化碳溶解后产生的碳酸，可以说是血液中二氧化碳的含量调节延髓呼吸中枢的活动。

血液中二氧化碳含量对延髓呼吸中枢的调节具有双重作用：一方面，血液中二氧化碳含量增高会刺激延髓呼吸中枢，使呼吸加快、加深；另一方面，如果血液中二氧化碳含量低于某一数值（医学上称"呼吸暂停阈值"），延髓呼吸中枢的兴奋性下降或消失，呼吸活动减弱或停止，但如果血液中二氧化碳含量过高，延髓呼吸中枢的兴奋性会反被抑制，也会出现呼吸活动停止。血液中二氧化碳含量对延髓呼吸中枢的双重调节作用是 CSA 发生的基础。

CSA 是不是大脑出问题了？

尽管 CSA 被冠以"中枢"之名，但其发生与脑本身关系不大。目前认为 CSA 发生的始动因素是睡眠中过度通气，导致过度通气的常见原因是缺氧。缺氧会刺激呼吸中枢，使呼吸加深、加快，让更多的氧气进入体内，同时更多的二氧化碳排出体外，当血液中的二氧化碳含量低于"呼吸暂停阈值"时，引起延髓呼吸中枢兴奋性下降或消失，导致 CSA，呼吸活动减弱或消失；外界的氧气进不来，体内的二氧化碳排不出去，当血液中积攒的二氧化碳含量高于"呼吸暂停阈值"时，呼吸中枢再次兴奋，呼吸活动再次启动，随之血液中二氧化碳含量再次下降，又会发生一次 CSA。如此呼吸暂停－恢复－暂停循环往复是 CSA 的一个特点。

上述"呼吸暂停－恢复－暂停"式的循环可发生在健康人群从清醒状态到真正入睡状态的过渡阶段，这种现象称为"睡眠状态震荡"，一旦真正进入睡眠状态，血液中二氧化碳含量会稳定在"呼吸暂停阈值"之上，上述睡眠状态震荡随即终止。为什么有的人会无休止地重复睡眠状态震荡模式，出现 CSA 呢？一方面，这可能与延髓呼吸中枢对血液中二氧化碳含量变化的反应迟钝有关；另一方面，与上气道狭窄和通气不足有关。

我们着重说说上气道狭窄、通气不足和 CSA 的关系。上气道狭窄会增加 CSA 的发生概率，在 CSA 发生时，也可见到上气道狭窄甚至阻塞。仰卧位睡眠时（该体位时肌肉受重力作用下坠，故上气道狭窄最为严重）CSA 最为常见，转换至侧卧位时 CSA 可减轻或消失。所谓通气不足，即进入体内的氧气量不足以满足正常需求。引起CSA 的通气不足的病因包括脑炎、重症肌无力、脊柱侧凸 / 后凸影响肺功能等。这些疾病会引起睡眠状态下缺氧，导致 CSA 出现。

为什么说心力衰竭与 CSA 有关系？

老年男性人群，特别是在合并心力衰竭、心房颤动等慢性疾病的情况下，CSA 的出现概率较高。什么是心力衰竭？心脏在人体中就像一个泵，将二氧化碳含量较高的静脉血泵入肺，通过气体交换，使二氧化碳排出、氧气进入，再将富含氧的动脉血从肺中引出并泵向全身。泵的工作需要动力维持，心脏的动力包括两方面：一方面是心脏的电动力系统，医学上称为"心脏电传导系统"，我们体检中的心电图就是对心脏电动力系统的常规检查；另一方面是心脏的机械动力系统，由强有力的心肌和供给心肌血液的冠状动脉组成。

如果心脏的电动力或机械动力系统出现问题，心脏不能完成正常的泵功能，这种现象称为心力衰竭。心力衰竭发生时，如果静脉血不能泵入肺，就会按重力分布的规律淤滞在身体其他器官，最为常见的器官是双下肢、肠道、肝脏，患者会出现腿肿、食欲差；如果动脉血不能泵向全身，机体处于缺氧状态，同时动脉血就会淤滞在肺内，患者会出现乏力、活动耐力下降及咳嗽、喘憋、不敢平躺等表现。心力衰竭的程度有轻重之分，轻者没有任何表现，严重者完成呼吸活动都很吃力。

那么，心力衰竭的常见病因都有哪些呢？影响心脏电动力系统的疾病统称为心律失常，导致心力衰竭的常见心律失常是心房颤动，所谓心房颤动，说的是心房不能按照正常的节律跳动，反而在无规律性的颤动，这使得心房失去了它的功能——辅助心脏（主要是心室）泵血。

影响心脏机械动力系统的常见疾病是冠心病，也就是负责心肌供血的冠状动脉狭窄，引起心肌供血不足，影响心脏的机械动力。

回到主题——心力衰竭与 CSA。目前认为，心力衰竭发生时，心脏的泵血能力下降，致使血液循环速度减慢。当血液中二氧化碳含量下降时，由于血液循环减慢，延髓呼吸中枢不能及时收到信号，呼吸活动仍在继续，后果就是血液中二氧化碳含量继续下降。而当延髓呼吸中枢真正感受到二氧化碳含量下降时，此时实际的二氧化碳含量早已在呼吸暂停阈值之下，这时延髓呼吸中枢的活动信号便会终止，出现 CSA。因此，**延髓呼吸中枢对二氧化碳含量下降的反应迟钝是心力衰竭患者发生 CSA 的主要原因。**

CSA 患者晚上睡觉时会不会打呼噜？

动物研究发现，气道负压导致的上气道塌陷可以引起 CSA 的发生，所以 CSA 患者睡眠状态下也会打呼噜。但与 OSA 相比，CSA 患者在呼吸暂停发生时不会出现大幅度的努力呼吸动作，床伴会发现 CSA 患者的呼吸像潮水一样逐渐变慢变浅，然后消失，再又慢慢恢复，逐渐加深加快，后又变慢变浅。如此循环往复，医学上将这种呼吸称为"潮式呼吸"，是 CSA 的一种典型呼吸方式。

除打呼噜外，CSA 患者也可出现夜间憋醒、睡眠连续性差等表现，患者经常自诉晚上睡眠差，并会有失眠的主观感受。CSA 患者还可出现日间思睡、注意力差及相关疾病表现（如心力衰竭可表现为咳嗽、喘憋、活动耐力下降，或者腿肿、食欲差、消化不良）。

药物、高海拔环境与 CSA 的关系

长期使用阿片类药物（如可待因、羟考酮、吗啡、哌替啶）也是 CSA 发生的一个重要因素。这种情况常见于主诉有慢性疼痛的癌症患者，一方面癌症造成的营养不良使得患者体重偏低，体重偏低是 CSA 的一个好发因素；另一方面患者需要长期使用阿片类药物止痛，两者共同作用使得 CSA 的发生概率增加。由此导致日间思睡、精神及注意力不集中。导致癌症患者白天精神差的原因不一定是疾病本身，也有可能是长期使用阿片类药物引起的 CSA 所致。

阿片类药物与另一种止痛剂加巴喷丁类药物（如加巴喷丁、普瑞巴林）同时合用可增加呼吸抑制的发生风险，进而升高夜间睡眠猝死的可能。在此强调，止痛类药物不可自行合用或加量，应遵医嘱进行调整。

在海平面地区生活的人们往往喜欢去高海拔地区体验，但置身于高海拔环境下，很多人会出现胸闷、憋气、乏力等高原反应。同样，在睡眠状态下，高海拔环境也会诱发 CSA 的发生。一般情况下，海拔至少 2500 米才会诱发 CSA，但有些人可能在海拔 1500 米时即出现 CSA。之前睡眠良好而在进入高海拔环境之后出现日间思睡、夜间惊醒、打呼噜或失眠症状时，有可能意味着 CSA 的出现。

小结

延髓呼吸中枢对二氧化碳含量的反应迟钝是 CSA 发生的主要原因。

CSA 的特点为呼吸呈潮水样时强时弱循环，并出现短暂的"无呼吸"状态。

老年男性、体重偏低，特别是合并心力衰竭者，是 CSA 的好发人群。

长期使用阿片类止痛药、处于高海拔环境也会增加 CSA 的发生风险。

第五节 妊娠期间的睡眠呼吸障碍

睡眠呼吸障碍是一个广泛的概念，指的是所有在睡眠状态下发生的呼吸问题，包括但不限于我们前面谈到的打呼噜、OSA、CSA 等。妊娠状态下，由于体内激素水平、体液分布发生变化，会出现一系列睡眠呼吸障碍。

一胖毁所有：体重增加是妊娠期睡眠呼吸障碍的罪魁祸首吗？

现代人对身材、体重管理较为严格，提到妊娠，很多女性第一反应就是变胖。事实情况的确如此，研究发现，年龄增长和体重增加会增加妊娠期睡眠呼吸障碍，特别是 OSA 的发生风险。但除此之外，激素水平的变化及体液的重新分布与妊娠期睡眠呼吸障碍的发生密不可分。

首先，雌激素和孕激素水平升高会引起鼻黏膜充血水肿，增加鼻部气流进出阻力，导致孕妇睡眠时打呼噜。如果充血水肿严重，还会导致气流进出受阻，出现 OSA。

其次，妊娠期间孕妇多处于久坐或久卧状态，这会使体内液体（主要为组织内的组织液）向头、颈部转移，这些多余的体液会使咽部变得更为狭窄，增加 OSA 的发生风险。因此，保持适当的活动对于孕妇预防睡眠呼吸障碍是十分必要的。

更为严重的是，OSA 和 CSA 可同时见于妊娠期。由于孕激素水平升高，使得孕妇的呼吸活动增强，便于更多的氧气进入体内供给胎儿，但另一方面这就意味着更多的二氧化碳会随之排出体外。我们在上一节介绍 CSA 时谈到，血液中二氧化碳水平降低往往会诱发 CSA 出现，加之妊娠期间上气道狭窄加重，孕妇可能会同时出现 OSA 和 CSA。

孕妇睡眠呼吸障碍不容易被发现

研究发现，与男性相比，女性睡眠呼吸障碍更不容易被诊断，一般发展到较严重状态时才会被发现。这是因为，虽然女性和男性在睡眠呼吸障碍时会有相同的表现（如打呼噜、憋醒、睡不踏实），但女性主动描述这些症状的可能性比男性低，女性更倾向于在意其他睡眠呼吸障碍的表现，如日间思睡及疲劳、晨起头痛、情绪差。而这些症状往往被误认为是一些与睡眠呼吸障碍不相关的非特异性表现，所以导致了女性睡眠呼吸障碍的诊断时间较男性延迟。

同样的道理，在妊娠期，人们普遍认为孕妇的睡眠会变差，白天昏昏欲睡，总是睡不醒，这种认知又增加了孕妇睡眠呼吸障碍的发现难度。正常生理情况下，妊娠早期由于孕激素水平升高，孕妇会有日间睡眠增多的表现。这使得很难将生理情况下孕妇日间睡眠增多和病理情况下睡眠呼吸障碍导致的日间思睡相区别。

我们前面向大家介绍过两个用于自我评价 OSA 的问卷——柏林问卷和 STOP-Bang 问卷，但研究发现这两个问卷对孕妇 OSA 的检出率明显下降。由此可见，从对睡眠呼吸障碍表现的描述和使用问卷进行量化自评这两个方面看，孕妇睡眠呼吸障碍确实难以发现。

但是难并不意味着不可能做到。研究发现，高龄、体重增加、频繁打呼噜（每周中有 3 天以上出现）及存在和体重增加有关的疾病（如高血压、糖尿病）等因素会增加孕妇睡眠呼吸障碍的发生风险。妊娠期妇女如果发现自己有上述问题，就应该警惕自己是否存在睡眠呼吸障碍。

妊娠期睡眠呼吸障碍可波及大人和孩子

睡眠呼吸障碍可增加孕妇罹患妊娠高血压、子痫、妊娠糖尿病的风险。有研究数据显示，睡眠呼吸障碍使孕妇发生子痫前期的风险增加 2.3 倍，发生妊娠糖尿病的风险增加 1.9 倍。如果睡眠呼吸障碍不及时纠正，会进一步危害孕妇生命健康，迫使妊娠终止，导致胎儿早产，这是孕妇睡眠呼吸障碍较为严重的危害之一。

此外，还有研究发现，睡眠呼吸障碍是潜在的胎儿致畸因素之一，最常见的畸形为肌肉骨骼异常（如先天性肌肉骨骼畸形、肢体异常）。患有 OSA 的孕妇分娩的胎儿入住新生儿 ICU 的风险更大。

产后镇痛要小心

生产痛是最为严重的疼痛，有些孕妇产后会使用阿片类药物进行镇痛。对于存在睡眠呼吸障碍的孕妇，使用阿片类药物镇痛应格外小心，因为阿片类药物会抑制呼吸中枢，加重睡眠呼吸障碍的夜间缺氧，严重时可能导致猝死。

小结

高龄、体重增加、频繁打呼噜及患有高血压、糖尿病会增加孕妇出现睡眠呼吸障碍的风险。

孕妇睡眠呼吸障碍的表现主观上容易被忽视，早期客观的检查及评估十分必要。

妊娠期睡眠呼吸障碍会同时危害孕妇和胎儿的健康。

存在睡眠呼吸障碍的孕妇，产后应谨慎使用阿片类药物镇痛。

第六节 一胖毁所有——肥胖低通气综合征

肥胖低通气综合征（obesity hypoventilation syndrome, OHS），顾名思义，就是由肥胖引起的进出机体气流下降，医学上关于 OHS 的定义是肥胖个体在清醒状态下动脉血液中的二氧化碳分压 > 45 mmHg，且需排除其他疾病引起的肺泡低通气。这里面"低通气"的概念是肺内气体交换（氧气进入，二氧化碳排出）能力下降，与前面 OSA 中的"低通气"概念不同。

什么是肥胖？什么是动脉血气分析？

OHS 中一个最为显著的字眼就是"肥胖"，所谓"肥胖"，在医学上是有明确定义的，目前用于判断是否肥胖的"尺子"叫作"体重指数（BMI）"，即体重（以千克为单位）除以身高（以米为单位）的平方。采用 BMI 为标准，我国定义健康成人的 BMI 介于 18.5 kg/m² （包括 18.5 kg/m²）和 24 kg/m² （不包括 24 kg/m²）之间，BMI 介于 24 kg/m² （包括 24 kg/m²）和 28 kg/m² 之间为超重，BMI ≥ 28 kg/m² 定义为肥胖。在 OHS 的定义中，要求 BMI ≥ 30 kg/m²。

OHS 的定义是清醒状态下动脉血液中二氧化碳分压 > 45 mmHg。这里面又涉及另外一个医学常用化验指标：动脉血气分析。我们去医院看病，经常会做抽血化验，这时抽取的是静脉血，通常护士会从肘窝处选择一根可以看到的静脉，下针抽血，如果观察可以发现抽出的血呈暗红色，说明这种血液（即静脉血）中氧含量较少。而动脉血气分析需要抽取动脉血，即含氧量丰富且视觉上呈鲜红色的血液。临床上抽取动脉血的部位常选择手腕、肘窝或大腿根部这三处动脉搏动最强处。

动脉血气分析能提供什么信息？最为重要的信息是动脉血中氧气和二氧化碳的含量，医学上分别称为氧分压和二氧化碳分压，以毫米汞柱（mmHg）为单位。海平面（即平原地区）、静止状态下，健康成人的动脉氧分压在 80 mmHg 以上，动脉二氧化碳分压为 35～45 mmHg。高龄、处于高海拔地区时，动脉氧分压会下降。80 岁的健康老人，动脉氧分压会降到 75 mmHg，但不应小于 70 mmHg。当动脉氧分压小于 60 mmHg 时，为Ⅰ型呼吸衰竭，如果还同时存在动脉二氧化碳分压大于 50 mmHg，为Ⅱ型呼吸衰竭，无论哪种类型的呼吸衰竭，都说明呼吸功能出现了问题。

生命只在一呼一吸之间

我们平时说"呼吸"，在医学上是指两个动作，吸气和呼气。参与呼吸活动的部分包括上气道、气管和肺，这三者互相延续，组成气体进出人体的管道，这条管道的起始点在鼻，终点在肺泡，肺泡之上的部分主要负责导气，肺泡则负责气体交换，即氧气进入血液，二氧化碳从血液中排出。吸气时氧气通过管道进入，并置换进血液，同时二氧化碳置换出血液，在呼气时通过管道排出。

呼吸活动中吸气需要的力量较大，吸气活动的触发开关在脑干，具体实施则由肋骨间、胸腔的多组肌肉完成。如果这些肌肉力量下降（如肥胖）、气体进出管道狭窄（如 OSA）或者肺泡换气功能有问题（如肺炎），就会导致氧气进不来，二氧化碳排不出去，出现呼吸衰竭。

OHS 离不开肥胖

OHS 在普通人群中并不常见，主要见于 BMI ≥ 30 kg/m^2 的肥胖人群。研究发现，OHS 的患病率随 BMI 的升高而增加；如果 BMI 升高到 50 以上，OHS 的患病率会高达 50%。肥胖患者胸部、腹部的脂肪堆积，导致呼吸活动受限，影响肺泡内气体交换。OHS 患者的呼吸特点为浅而快，气体不能充分进入肺泡完成气体交换。

仰卧位时，OHS 患者呼吸受限更为明显。二氧化碳的产生与体表面积有关，肥胖患者的体表面积增大，无形中二氧化碳的产生也会增多。此外，睡眠状态下，肥胖患者对缺氧和高二氧化碳刺激的反应减低，机体对呼吸的调控能力下降，加上呼吸活动受限、二氧化碳产生过多、肥胖引起上气道狭窄导致严重的 OSA，致使 OHS 患者在睡眠状态下，尤其是仰卧位时，体内缺氧和二氧化碳潴留尤为严重。

OHS 容易被误诊和漏诊

OHS 的表现与 OSA 相似，包括睡眠时打呼噜、憋醒，白天犯困、精神差、注意力不集中。在性别分布上，OHS 并不青睐于男性，也可见于年长的女性。出现缺氧和二氧化碳潴留时，动脉血气分析发现呼吸衰竭，即便肺功能检查未发现相应的气道阻塞的证据，OHS 也往往被误诊为慢性阻塞性肺疾病（chronic obstructive pulmonary disease，COPD）或哮喘。

什么是肺功能检查？肺功能检查可以衡量个体肺通气（即气体通过管道时是否正常）和肺换气（即肺泡内氧气进入和二氧化碳排出是否正常）两方面的情况。在衡量肺通气方面，肺功能检查可用于 COPD 和哮喘的诊断、严重程度的评估及治疗效果的评价。在诊断上，COPD 和哮喘肺功能检查的特点为气道阻塞，区别是 COPD 为不可逆性的气道阻塞，哮喘为间歇性出现的气道阻塞，这种阻塞主要发生在小气道，也就是比较接近肺泡、快要达到终点的那些气道；与 OSA 中上气道的阻塞不同，后者主要指大气道的阻塞。

由于 COPD 和哮喘患者小气道发生阻塞，导致肺泡内大量气体潴留，久而久之肺泡会被撑大，医学上称为"肺大疱"，肺大疱的形成导致患者胸腔在体型上出现变化，即由正常情况下左右径大于前后径变为左右径约等于前后径，医学上称为"桶状胸"。桶状胸和肥胖引起的胸腔变化，如果不仔细辨认，不容易区别。因此，对于肥胖的个体，如果动脉血气分析发现缺氧和二氧化碳潴留，平时有咳嗽、喘憋等表现，很容易会想到是否有 COPD 或哮喘，却容易漏掉 OHS 的可能。

此外，OHS 的并发症与 COPD 和哮喘也相同，即都会引起肺动脉高压，导致肺心病。很多 OHS 患者往往在进展为肺动脉高压时才就诊，错过了治疗的大好时机。

OHS 怎样诊断和治疗？

夜间睡眠状态下多导睡眠监测联合夜间二氧化碳水平监测往往对 OHS 的诊断起到决定性作用。OHS 早期，缺氧和二氧化碳潴留最先出现在睡眠状态时，而在清醒状态时，血液中氧和二氧化碳含量是正常的。

一旦 OHS 诊断明确，首要的治疗措施就是减重。发现缺氧和二氧化碳潴留，需进行睡眠状态下无创正压通气的治疗。有关多导睡眠监测和无创正压通气治疗，将在后面两节陆续介绍。

小结

诊断 OHS 的首要标准是 $BMI \geqslant 30 \ kg/m^2$。肥胖是 OHS 的主要发病因素。

睡眠状态下缺氧和二氧化碳滞留是 OHS 的早期表现。

OHS 往往被误诊为 COPD 或哮喘，很多患者在发展为肺动脉高压时才就诊。

睡眠状态下二氧化碳水平监测联合多导睡眠监测对 OHS 的诊断十分重要。

第七节　"五花大绑"与电子表——睡眠监测

"五花大绑"式的多导睡眠监测

多导睡眠监测（polysomnography，PSG）是了解个体睡眠状态下各种生理指标的客观检查方法。所谓"多导"，就是指可以同时记录多个生理指标，包括脑电图、眼电图、肌电图、心电图、口鼻部的呼吸气流、胸部和腹部的呼吸活动情况、血液中氧含量的百分比、声音（有没有打呼噜或者出现其他异常的声音）、身体位置（仰卧还是侧卧）。多导睡眠监测的可贵之处在于可以同步地记录人体在睡眠时发生了什么异常情况，以及当这些异常情况出现时，上述生理指标是怎样变化的，为睡眠疾病的诊断提供了第一手的客观证据，并有助于分析睡眠疾病的原因。

PSG 作为一种检查手段，与一般的检查不同。一般的检查，包括超声、CT、核共振成像等，最长时间不超过 1 小时（特殊检查除外），但 PSG 要观察睡眠状态下的情况，因此，PSG 的检查时间都是在晚上，患者需要在医院的睡眠监测室，戴上 PSG 的各种监测仪器过夜，要求患者像在家一样睡觉。为了防止干扰，监测时一般只能有患者一人，不能有他人陪住，而且还会有红外摄像头进行监控，记录在睡眠中出现的异常动作，以便医生综合诊断。由于监测仪器较多，看上去像把患者五花大绑一般，其实这都是安全的，不会漏电或导电。部分患者刚佩戴好这些监测仪器后会觉得不适应，有的患者在第一次做 PSG 检查时会失眠，医学上称为 PSG 的"首夜效应"。出现首夜效应不必担心，第二次就可以恢复正常睡眠。绝大部分患者都可以在第一次很好地完成检查。

对于白天犯困、精神差的患者，前一天晚上在睡眠监测室完成 PSG 后，第二天白天还需要继续佩戴监测仪器，完成多次睡眠潜伏期试验（multiple sleep latency test，MSLT），MSLT 可以客观评价患者白天犯困的情况，明确是否存在有临床意义的日间思睡，关于 MSLT 我们将在第五章第一节详细介绍。

PSG 可以告诉我们什么？

PSG 中的脑电信号可以准确描述个体有没有睡着及实际睡眠的时间。很多睡眠浅的朋友经常觉得自己整夜没有睡着，但 PSG 检查证实睡着了，只不过浅睡眠多，深睡眠少。另外，有些患者会在睡眠状态中出现癫痫发作，通过脑电监测结合摄像头监控录像可以准确发现睡眠癫痫，及时进行治疗。

除脑电信号外，PSG 中的其他电信号还有眼电、肌电和心电。所谓眼电，就是眼球活动中产生的电信号；肌电信号包括下颌和下肢活动的电信号（有时根据不同疾病，还会监测上肢肌电）。眼电、肌电信号结合脑电信号可用于"快速眼动睡眠状态"的识别：在这个阶段，眼球会不自主地快速活动，肌电信号会降低。此外，如果睡眠状态下出现异常的动作，肌电还可以监测到肢体电信号的活动，有助于诊断异常动作的病因。心电信号与我们体检做的心电图相似，只是给出的信息不如体检心电图丰富。如果心绞痛、心律失常在睡眠状态下发作，可以通过心电及时捕捉。

　　口鼻部呼吸气流、胸腹部活动及血液中氧含量的百分比可以综合反映个体在睡眠状态下的呼吸情况，如是否发生睡眠呼吸暂停低通气。睡眠呼吸暂停和低通气是两个概念，一次睡眠呼吸暂停是指口鼻部的气流完全停止达 10 秒以上；一次低通气是指口鼻部的气流较基础水平降低30%以上，同时血液中氧含量百分比较基础水平下降4%以上。根据胸腹部活动的情况，可区分阻塞性睡眠呼吸暂停低通气和中枢性睡眠呼吸暂停低通气。

　　PSG 对于睡眠呼吸暂停低通气严重程度的划分具有重要意义。统计整夜睡眠状态下睡眠呼吸暂停和低通气的总次数，并除以总睡眠时间，可以得到睡眠呼吸暂停低通气指数（apnea and hypopnea index, AHI），即每小时睡眠时间内发生睡眠呼吸暂停和低通气次数的总和。如果 AHI ≥ 5，代表个体存在睡眠呼吸暂停低通气，再根据胸腹部的活动情况，综合判定是 OSA 还是 CSA。根据 AHI 的范围进行睡眠呼吸暂停低通气的严重程度划分：5 ≤ AHI < 15，为轻度；15 ≤ AHI < 30，为中度；AHI ≥ 30，为重度。不同严重程度的患者治疗措施不同。重度意味着睡眠状态下 1 小时内至少发生了 30 次睡眠呼吸暂停低通气，需要积极治疗。

是不是所有睡眠疾病都可以进行 PSG 检查?

理论上，PSG 作为一种安全、无创的检查，是很多睡眠疾病诊断的金标准。但失眠患者并不推荐常规进行 PSG 检查，因为佩戴这么多仪器会加重失眠，患者可能会出现整夜睡不着的情况，反而不能达到检查的目的。但是当医生怀疑是存在其他疾病引起的失眠时，如OSA，为了明确病因，还是要进行睡眠监测的，只不过可以选择其他简易的睡眠监测方式。

此外，还有一类睡眠疾病，医学上称为"昼夜节律紊乱"，也就是正常的作息规律被打乱，这时也不推荐进行 PSG 检查。关于昼夜节律紊乱相关睡眠疾病的详细情况，我们将在第四章介绍。

家庭睡眠呼吸暂停监测——一块电子表，也能解决问题

家庭睡眠呼吸暂停监测（home sleep apnea testing，HSAT），是指在医院睡眠监测室之外，如家庭、旅馆中，使用轻便的设备，就可以完成睡眠呼吸暂停的监测。目前可用于 HSAT 的设备有很多，主要监测呼吸、心电信号、血液氧含量百分比等，有的设备还可以监测声音、身体位置。与 PSG 相比，这类设备不会监测脑电、眼电和肌电信号，因此严格意义上讲，这类设备不能判定个体在什么时候睡着，总共睡了多长时间。

随着硬件技术的革新，HSAT 逐渐演变得更为轻便，根据可以测量信号的多少，做成不同的形态。不同等级 HSAT 设备外观不同：

如果测量的信号较多（等级较高，对睡眠呼吸障碍的检查结果近似于多导睡眠监测），设备可以做成一个小巧的盒子，通过绑带固定在胸部，并在口鼻处及手指处放上监测探头；如果测量的信号较少（等级较低，可用于睡眠呼吸障碍的初步筛查），设备可以做成一块电子表，直接戴在手腕上。

与 PSG 相比，HSAT 具有一定的优势：不受睡眠监测室规模的影响，可以同时监测更多的睡眠呼吸暂停患者，且患者体验比 PSG 更为舒适，可有效减少 PSG 首夜效应的发生。HSAT 主要用于单纯中重度 OSA 的筛查，如果同时合并其他睡眠问题，HSAT 的监测效率会大打折扣。此外，如果医生高度怀疑患者存在睡眠呼吸暂停低通气，但 HSAT 的监测结果并不支持，此时还需进行 PSG 检查以明确。

临床应用中发现，HSAT 可以及时有效地检出更多中重度 OSA 患者，并可用于 OSA 患者治疗效果的评价。此外，在特殊人群中，如孕妇、行动不便的患者，HSAT 的应用优势极为突出，在方便患者的同时，能够达到诊断疾病和跟踪随访治疗效果的目的。

小结

多导睡眠监测可以同步记录睡眠状态下的多种生理信号，是睡眠疾病诊治中的常用检查，也是睡眠疾病诊断的金标准。

家庭睡眠呼吸暂停监测对睡眠呼吸暂停低通气的诊断具有方便、及时的特点，在临床应用中具有一定的优势。

临床医生会根据患者的具体情况选择PSG或HSAT检查，最终的目的都是完成睡眠疾病的诊断和治疗效果的评价。

第八节　"气道支架"——呼吸机

一听到呼吸机，大家都会想到电视剧里那种在嘴里或气管中插着管子，嗡嗡作响的大型机器。我们这里提到的呼吸机，其实是指专门治疗 OSA 或 CSA 的一种小型机器。而且严格意义上讲，这种机器的学名应该称为"无创正压通气治疗机"，顾名思义，就是采用没有创伤的方法，给气道提供一个压力，从而改善睡眠状态下的缺氧问题，与实际意义上的呼吸机有很大的差别。

无创正压通气治疗没有想象中那么复杂和可怕

无创正压通气治疗主要是针对睡眠呼吸暂停低通气发生时上气道狭窄设计的：当上气道狭窄发生时，通过一种手段把狭窄的气道"撑起来"，就可以恢复正常的气流。这种治疗方法和冠心病支架的原理很相似，冠心病是由于冠状动脉狭窄导致的心脏供血不足，支架的作用就是把狭窄的冠状动脉撑起来，恢复正常的血液供应。但是如果在上气道放一个支架，首先，主观感受会非常不适；其次，OSA 或 CSA 上气道狭窄大多只在睡眠状态下出现。因此，在睡眠状态下，当上气道狭窄出现时，通过呼吸机产生的"空气支架"将狭窄的气道撑起来就可以达到治疗目的。

怎么在睡眠状态下把狭窄的上气道撑起来？像打气筒一样，通过外置的一套管路，连接上气道，再给这套管路施加一定的压力，就能把上气道撑起来。此时支撑力量来源于外界施加的空气压力，相当于将空气作为"支架"。无创正压通气治疗就是将空气作为"支架"的一种治疗方法。

在无创正压通气治疗中，首先，需要通过鼻子或口腔连接上气道，临床上这种装置包括鼻罩（只扣住鼻子）和口鼻罩（鼻子和嘴都扣住）两种。口鼻罩的佩戴舒适度最好。其次，空气"支架"什么时候"上场"？根据"上场"时间，无创正压通气治疗的基本模式分为持续性和自动性两种。前者是从睡眠开始到醒来始终保持一个固定的压力，无论患者是否睡着，这个压力都能保证上气道始终保持开放状态。后者则是通过机器自动识别，只在患者睡着且上气道狭窄时给予压力，撑开气道，如果气道没有狭窄，就减小或者撤掉压力。大多数情况下，自动性模式的主观舒适度和配合度最高。

其实无创正压通气治疗就是在鼻子和口腔上扣一个罩子，并在睡眠时提供一个压力，以保持上气道开放，与插着管子、嗡嗡作响的呼吸机显然不同。因此，我们不必对其产生恐惧感。换一种说法，无创正压通气治疗就像眼镜一样，晚上睡觉时我们戴上，早上醒了就摘掉，并不影响日常生活和工作学习。所以，如果医生说您的睡眠呼吸暂停特别严重，要接受"呼吸机"治疗，就是说需要进行无创正压通气治疗，以确保睡眠状态下上气道保持开放。

什么时候需要接受无创正压通气治疗？

我们在上一节介绍过，睡眠呼吸暂停低通气的客观诊断主要依靠一个指标，即呼吸暂停低通气指数（AHI），根据指数，又可以划分为轻、中、重三个级别，分级别的目的是指导治疗。

谈到睡眠呼吸暂停低通气的治疗，无论哪个级别，**首先要改变生活习惯**。减重在预防和治疗睡眠呼吸暂停低通气中永不过时。睡前减少酒精和镇静催眠类药物的摄入，因为这些物质对肌肉有松弛作用，会加重上气道狭窄，并抑制呼吸中枢。尽量避免仰卧位睡姿，尽量侧卧位睡觉。改变生活习惯是轻度睡眠呼吸暂停低通气（AHI < 15）患者的主要治疗措施。

无创正压通气治疗是中重度 OSA 患者（AHI ≥ 15）的首选治疗方法。无创正压通气治疗的第一步是根据口面部尺寸，选择适合您的口鼻面罩，或者也可以根据个人特点，定制贴合自身的口鼻面罩。选择好面罩之后，就需要试佩戴机器。试戴机器需要在医院睡眠监测室进行（多数患者选择中午休息时），选择持续性或自动性治疗模式，采用便携式睡眠呼吸监测仪器观察治疗效果。如果试佩戴过程中没有主观不适，且经医生判定呼吸机治疗效果满意，就可以在夜间睡眠时正式接受无创正压通气治疗。

有的时候我们还会听到医生说单水平和双水平无创正压通气。所谓单水平，是指在无创正压通气治疗期间始终提供一个压力，保持气道开放；相比之下，双水平除了提供气道开放的压力，还可以提供辅助气体进入的压力。**双水平无创正压通气可以帮助患者有效改善夜间缺氧和二氧化碳潴留的问题。**

CSA 患者可以使用无创正压通气治疗吗？尽管 CSA 是呼吸驱动力缺失导致的睡眠呼吸暂停低通气，但其中有缺氧和上气道狭窄等因素参与，而且临床实践发现，无创正压通气治疗可以明显改善 CSA 患者的睡眠呼吸暂停低通气。

OSA 合并失眠时怎么办？很多 OSA 患者会合并失眠，而失眠也可能是 OSA 的表现之一。对于同时存在失眠和 OSA 的患者，仍然建议接受无创正压通气治疗。但睡眠时佩戴机器可能会加重失眠，因此在使用无创正压通气治疗之前应先治疗失眠。此时首先选择认知行为疗法，一方面可以有效缓解失眠，另一方面也可以增加患者对无创正压通气治疗的配合度。

为什么有的患者不能坚持无创正压通气治疗？

无创正压通气治疗的获益很多，但有一部分 OSA 患者并不能长期坚持使用。医学上称这种现象为无创正压通气治疗不依从。目前公认的不依从定义是平均每晚使用无创正压通气时间 < 4 个小时，或者一周内使用次数 < 5 次，使用此定义调查发现，无创正压通气治疗不依从的患者多达 50%。有研究发现，每晚使用无创正压通气时间 ≥ 4 个小时，可改善睡眠呼吸暂停低通气患者的日间思睡、生活质量和认知行为，并降低心血管疾病和糖尿病发生风险，而且这种益处在无创正压通气治疗数日至数周内就会出现；如果不坚持治疗，这种益处在

数日至数周内会消失。坚持无创正压通气治疗的重要性，就像高血压长期服用降压药、糖尿病长期服用降糖药的道理一样。

目前发现引起无创正压通气治疗不依从的因素包括患者自身认识不够、最初治疗出现问题、幽闭恐惧、影响床伴休息、未及时治疗的鼻部疾病等。**鼻炎、鼻黏膜充血、鼻息肉等鼻部疾病是接受无创正压通气治疗前需首要解决的问题**。如果鼻部疾病不能得到治疗，会导致无创正压通气治疗期间气体进出鼻部受阻，迫使患者经口腔呼吸，造成口干、腹胀等不适。此时如果选择的是自动模式，还会使机器误认为压力不够，使压力骤升，瞬间增加的气流会"冲"醒患者，反而增加患者不适。

患者认识度是影响无创正压通气治疗依从性的重要主观因素。患者对睡眠呼吸暂停低通气的危害或无创正压通气治疗的必要性认识不够，缺乏主观能动性。想必看过本章前几节的朋友应该能意识到睡眠呼吸暂停低通气的危害及治疗的必要性吧。

幽闭恐惧是指对封闭空间感到焦虑、恐慌的一种主观感受，常见于置身电梯、车厢、机舱及核磁共振室等密闭、狭小的场景。有些患者在戴上口鼻面罩之后会诱发幽闭恐惧，感觉呼吸不畅、憋闷。对于这种焦虑，首先要从心理上克服，并尝试坚持接受治疗。

正所谓"万事开头难"，最初治疗成功会大大提高患者对无创正压通气治疗的依从性。选择合适的面罩、调整合适的模式和参数，这些会提高最初治疗的成功率。经常有患者自行购买无创正压通气治疗机，并随意调整治疗参数，首次治疗以失败告终。我们经常讲，专业的事情交给专业的人去做，无创正压通气治疗是一项很专业的治疗技术，建议患者首次治疗应在专业的睡眠监测室完成，获取适合自己的面罩类型、治疗模式、参数和机型（图2-4）。

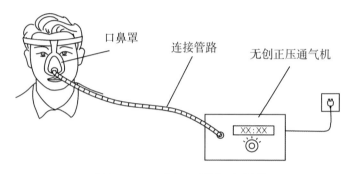

口鼻罩　　连接管路　　无创正压通气机

图2-4　无创正压通气示意图

并不是所有睡眠呼吸暂停低通气患者都可以耐受无创正压通气治疗。对于这部分患者，还可以选择其他的治疗方法，这些将在下一节介绍。

小结

无创正压通气治疗的目的是在睡眠状态下保证上气道开放，是中重度OSA患者的首选治疗方法。

首次无创正压通气治疗需要在专业的睡眠监测室完成，选择适合自己的面罩、治疗模式、参数和机型。

接受无创正压通气治疗之前应先治疗鼻部疾病，否则会影响治疗效果。

长期坚持才能获得无创正压通气治疗的益处，否则会前功尽弃。

第九节　治疗睡眠呼吸暂停，呼吸机之外的招

并不是所有睡眠呼吸暂停患者都能使用无创正压通气治疗，如存在肺大疱的患者，无创正压通气治疗可能会"撑破"肺大疱，导致气胸。此外，有些患者对无创正压通气治疗的依从性低，如不能克服的幽闭恐惧、难以纠正的鼻部疾病。我们这一节向大家介绍应对这些患者睡眠呼吸暂停的其他"招式"。

口腔矫治器

口腔矫治器治疗的最终目的是增大口咽部的容积，防止在睡眠状态下口咽部上气道塌陷。**目前常用的口腔矫治器包括两种，即下颌前移器和舌保持器。**下颌前移器一般固定在牙齿上，使下颌前移，人为地增大了口咽部的容积。舌保持器则可以将舌拉出口腔一段距离，从而人为扩大了舌后的空间。口腔矫治器只在睡眠状态下使用，并不影响日常生活和工作。

由于不同个体的口腔结构不同，因此口腔矫治器需由专业的口腔科医生根据个体特点进行定制。部分患者也会将口腔矫治器和无创正压通气治疗联合使用，这种联合使用方式可以降低无创正压通气治疗的压力，增加患者的主观舒适度和依从性。对于长期出差的患者，外出期间可以使用口腔矫治器，在家可以使用无创正压通气治疗。

鼻腔手术

对于难以纠正的鼻部疾病，如鼻部解剖异常、鼻甲肥大等，可以选择外科手术进行治疗。有些情况下，单独依靠鼻腔手术并不能解决睡眠呼吸暂停的问题，还需联合无创正压通气治疗。此时进行手术的目的是打通鼻腔，降低鼻阻力，提高患者对无创正压通气治疗的依从性。

悬雍垂腭咽成形术

悬雍垂腭咽成形术（UPPP）是目前最常用的针对 OSA 患者的外科治疗方式。手术主要切除扁桃体和部分软腭，使得咽腔增大（图2-5）。UPPP 主要适用于单纯打呼噜且没有睡眠呼吸暂停的患者及轻中度 OSA 患者，并且需通过影像学检查证实上气道狭窄的部位确实在软腭处。约 1/3 的患者术后会出现轻度的吞咽困难。患者术后还需进行随访和复查，防止睡眠呼吸暂停复发，必要时还需要联合无创正压通气治疗。

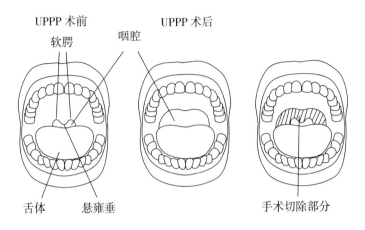

图 2-5 UPPP 手术示意图

下咽和喉部手术

下咽和喉部手术主要用于解决其他部位的上气道狭窄，如舌后部、下咽腔等，手术前需通过影像学检查寻找上气道狭窄的部位，证实狭窄部分确实在下咽部和喉部。术后也需要进行随访和复查，必要时还需联合无创正压通气治疗。

舌下神经刺激术

舌下神经刺激术通过在舌肌处置入微小的电极，在睡眠状态下电极放电，使舌体向前移动，进而增大舌后的空间，打通上气道。该治疗方式已经在国外开展，研究证实对患者夜间缺氧和日间症状有较好的改善。但不推荐对 BMI > 32 kg/m^2 的肥胖患者使用。

下颌骨牵引成形术

下颌骨牵引成形术主要用于小下颌畸形的患者，通过将下颌骨切开后置入牵引装置，将下颌骨逐渐拉伸延长，从而扩大下颌处的上气道容积。

减重代谢手术

减重代谢手术对于肥胖患者，特别是合并 OSA 的肥胖患者效果最为显著。通过胃部分切除，限制患者的饮食量，并改善患者的代谢，从而达到减重的目的。

药物治疗

目前对睡眠呼吸暂停低通气的药物治疗主要集中于改善日间思睡。大多数情况下，无创正压通气治疗对改善日间思睡具有显著的疗效，对于坚持无创正压通气治疗但日间思睡改善仍不显著的患者，可以尝试使用药物治疗，主要是神经兴奋剂。这类药物的使用必须在专业医生的指导下进行，不可擅自使用。

小结

除无创正压通气治疗外，其他针对睡眠呼吸暂停低通气的治疗主要围绕增大上气道容积、改善上气道狭窄和塌陷，具体治疗方式根据患者上气道狭窄和塌陷的不同性质而定。

尽管手术可以有效改善上气道狭窄和塌陷，但有时术后仍需要联合无创正压通气治疗。手术可以明显降低治疗所需要的压力，提高患者对无创正压通气治疗的主观舒适度和依从性。

第三章
梦回疆场的英雄

醉里挑灯看剑，梦回吹角连营，八百
里分麾下炙，五十弦翻塞外声，沙场
秋点兵。

——辛弃疾《破阵子·为陈同甫赋壮词以寄之》

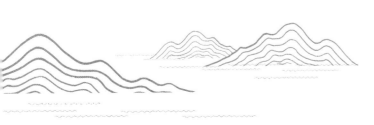

辛弃疾是位会打仗、能打仗的诗人，可惜生不逢时，报国无门。晚年经常梦到年轻时征战疆场的场景。

日有所思夜有所梦，梦常常反映内心的真实写照。每个人都有做梦的经历，或千真万确，或荒诞不经，有些人在睡眠状态下还会做出动作或发出声音，这种在准备入睡、睡眠之中或从睡眠中醒来时出现的异常动作行为或不良身心体验称为异态睡眠。本章我们以梦为切入点，向大家介绍几种常见的异态睡眠。

第一节 庄生晓梦迷蝴蝶——梦是什么?

作为一种与生俱来的生理活动,人们对睡眠的认识甚少。几乎所有的哺乳类动物都存在睡眠,而人类的睡眠较为特殊:动物的睡眠为多相的,即在一天 24 小时内可以出现多次短睡眠;人类的睡眠为单相或双相,单相睡眠是指在一天 24 小时内出现一次长睡眠(即夜间睡眠),双相睡眠是指在一天 24 小时内出现一次长睡眠(即夜间睡眠)和一次短睡眠(即午休)。

睡眠是一个由浅到深逐渐循环的过程

参考多导睡眠监测中的脑电图和其他信号可将人类睡眠分为两个阶段:非快速眼动睡眠(non-rapid eye movement sleep,NREM)期和快速眼动睡眠(rapid eye movement sleep,REM)期。NREM 期主要分布于前半夜,REM 期主要分布于后半夜。按照睡眠由浅入深的顺序,NREM 期又进一步分为 N1 期、N2 期和 N3 期。N1 期是由清醒状态进入睡眠状态的过渡期,该期是最浅的睡眠状态,门诊很多失眠患者经常诉说自己整夜睡不着,可能原因是 N1 期睡眠增多,不能向更深的睡眠状态进展。脑电图上,由清醒状态进入 N1 期的特点是脑电由 α 频率(8~13 Hz)逐渐减慢为 θ 频率(4~7 Hz)。

N2 期在成人睡眠中的占比最大,该期的特点之一是脑电图中出现睡眠梭形波（因形似梭子而得名，频率在 11～15 Hz，除 N2 期外，还可见于 N3 期）和 K 复合波（脑电图上一种特殊类型的波）。

N3 期又称为深睡眠期或慢波睡眠期，该期的脑电频率进一步降低到 δ 频率（0.5～3 Hz）。脑电图显示进入 N1 期就代表进入睡眠状态，随后会逐渐深入到 N2 期和 N3 期，完成一次循环。自然情况下，前半夜的睡眠主要是完成从 N1 期到 N3 期的循环，也会有 REM 期出现。

在后半夜会出现另一个特殊的睡眠阶段——REM 期。该期一个显著的特点是可以出现水平或垂直方向的快速眼球活动，这种快速的眼球活动有时通过肉眼可以识别出来。此外，该期脑电会呈现一种混合、矛盾性的频率，也就是说在 REM 期脑电的频率会变得"杂乱无章"。另外，在 REM 期，肢体肌肉的张力会变得很低。后半夜睡眠大部分时间是 REM 期的"专场"，通过脑电记录可以观察到 NREM 期和 REM 期之间的循环。

睡眠的意义是什么？

从表面上看，睡眠是机体自身修复的过程。白天的经历在睡眠状态下会在大脑中"重现"。随着对睡眠研究的不断深入，人们发现，不同睡眠阶段参与不同类型的记忆巩固。在神经科学领域，"记忆"有着不同的类型：陈述性记忆指的是有关事件（如一段经历、一件事情）和事实（如词汇、知识）的记忆；程序性记忆指的是有关逻辑和顺序的记忆（如掌握一项技能），这种记忆需要多次尝试和练习才能逐渐获得。慢波睡眠可巩固加强白天的陈述性记忆，REM 期睡眠则加强程序性记忆。此外，还有研究发现，REM 期睡眠还会加强情感记忆，特别是不愉悦、痛苦的情感经历，在 REM 期会重现，演变为梦的一部分。

什么是梦？

提到梦，很多朋友非常感兴趣。梦与 REM 期睡眠的关系可以追溯到 20 世纪 50 年代：研究发现，74% 从 REM 期睡眠醒来的人会报告做梦，而仅仅有 9% 从 NREM 期睡眠醒来的人会报告做梦。做梦大多数集中在睡眠的后 1/3，该阶段以 REM 期睡眠为主；而在睡眠起始阶段的梦则多见于 NREM 期。主观感受是否做梦及是否能记住梦的内容取决于被唤醒的阶段：如果在 REM 期醒来，则会记住梦的内容；而在 REM 期结束后醒来，对梦的回忆明显下降。

梦的精神成分——精神分析理论。

由弗洛伊德提出的精神分析理论认为，梦是一种高度有意义的精神活动，这种精神活动表现了个体潜意识中的某些内容。精神分析理论认为，能够被我们回忆的梦境称为"显性梦境"，而个体潜意识中的内容称为"隐性梦境"，与隐性梦境有关的潜意识包括与生俱来的本能（如食欲、性欲）、既往经历的"残余"，这些内容在梦境中展现，不受现实约束。

怎样将潜意识中的内容转化为梦？精神分析理论将这种转化过程称为"初级加工机制"，主要包括两种方式，即富集和置换，富集是将多种潜意识压缩为一种，置换则是将不同潜意识进行转化。此外，符号的加工和转化也是初级加工机制的一部分。由此可以理解，梦中的一些怪诞场景或内容可能是初级加工机制对潜意识处理加工的结果。**正常情况下，初级加工机制会将潜意识中冲突和矛盾的内容进行隐藏或过滤，避免其增加个体的焦虑情绪，影响睡眠；同时抑制肢体的活动，避免随梦的内容出现一些不恰当的运动。**

精神分析理论对梦的解析以对个体的深入了解为基础，该理论通过对梦的剖析探索个体的精神世界，特别是个体的内在冲突、联系及自我发展。在此基础上，有很多学者对精神分析理论进行阐释和延伸，不断丰富该理论的应用价值。

梦的生理成分——激活－综合假说。

激活－综合假说则从生理学角度阐释梦的产生，该假说认为梦是REM期睡眠的产物，而REM期睡眠则起源于大脑的后部——脑干，脑干将一系列随机产生的信息向前传递给前脑（主要指额叶），前脑接收并处理这些信号。上述过程产生了梦，从这个角度讲，梦没有具体的含义，主要是大脑内部之间信号的传递和处理。

激活－综合假说认为梦是REM期大脑活动的产物。在REM期，大脑处于高度活动状态，从而将白天的学习经历、情感体验进行加工整合，形成记忆，而这个过程的产物便是梦。

梦的生理成分反映了个体在REM期对记忆和情绪的加工整合。

与精神分析理论不同，激活－综合假说认为梦是大脑活动的产物，没有具体的意义；但两种理论都提示梦与既往经历（工作、生活、情感）有关。

睡眠中的小动作

我们前面介绍了睡眠和梦，尽管梦的内容丰富多彩，正常情况下，我们不会随梦境出现各种动作，也不会因为梦中的喜怒哀乐而惊醒。但在临床上存在一大类睡眠疾病，患者会在睡眠中出现各种异常动作和行为，这类疾病称为"异态睡眠"。按照异常动作和行为出现的阶段，分为 NREM 期异态睡眠和 REM 期异态睡眠，异常动作可以是简单的动作（如身体某一部位的重复性或周期性动作），也可以是复杂的行为（如进食、行走、表演）。

并不是所有的动作都代表疾病状态。有些简单动作，如入睡前突发的肢体或足部短暂抽动，目前认为是一种良性的现象。而有些看似简单的动作，有可能是癫痫发作的表现形式。因此，如果在睡眠中出现某些简单的动作，旁观者以视频的方式记录下睡眠中运动的情况，将会给医生提供症状发作时的第一手资料。

睡眠中的复杂行为可谓是变化多端，五花八门，常见的表现形式包括行走、进食奇特的食物（如生面粉、生肉）、发出奇怪的声音，甚至暴力行为。在出现这些行为时，患者并没有主观意识，处于一种半睡半醒的状态，呼唤没有回应，白天醒来后被追问也不能回想起来。

有时行为非常怪异，旁观者认为患者可能"中邪"或者患上了精神病。这些都可能是异态睡眠的表现。

值得注意的是，有一类癫痫发作大多在睡眠状态出现，白天清醒状态很少发作，临床上称为"睡眠癫痫"。这种癫痫发作的特点是在睡眠状态下突然出现四肢抽搐、发僵，由于眼睑处于闭合状态，很难观察到是否有双眼上翻。单从表现上很难区分睡眠癫痫和异态睡眠，需要结合客观的多导睡眠监测进行鉴别。

本节我们阐述了有关睡眠分期和梦的一些知识，这些是了解异态睡眠的基础。之后又对异态睡眠进行了概括，后面几节将对常见的异态睡眠疾病逐一进行介绍。

小结

正常情况下，睡眠分为 NREM 期和 REM 期，NREM 期按照睡眠程度由浅到深又分为 N1、N2、N3 期，睡眠过程是 NREM 期和 REM 期的循环交替。

目前对梦的理解包括精神分析理论和激活 – 综合假说两大类，不同理论的侧重点和应用不同，但都认为梦与既往经历有关。

异态睡眠是指睡眠状态下出现异常的动作和行为，这种动作和行为或简单或复杂，并非都代表疾病状态，睡眠中动作的具体表现形式是临床医生诊断异态睡眠的第一手资料。

第二节 睡眠中拳打脚踢
——快速眼动睡眠行为障碍

快速眼动睡眠行为障碍（RBD）是最常见的发生在 REM 期的异态睡眠。在上一节我们介绍过，肌肉张力降低是 REM 期睡眠的特点，其生理意义在于防止肢体随着 REM 期的梦境做出相应的动作，是机体对自身的一种保护行为。对于 RBD 患者，REM 期的肌肉失张力现象消失，致使患者会伴随梦境做出各种动作，甚至拳打脚踢、破口大骂。这一看似暴力的行为，背后隐藏了很多信息。

RBD 能告诉我们什么？

有调查研究显示，全球预计有 4000 万至 1 亿 RBD 患者，但绝大多数处于未被发现或诊断的状态。虽然 RBD 常见于老年人群，但也会见于 40 岁以下的年轻人。不同年龄人群 RBD 的病因和具体情况不同。在性别上，RBD 更常见于男性，男女患病比例高达 9∶1。男性 RBD 患者表现得更为暴力、更具有攻击性；女性 RBD 患者表现不如男性那样典型，因此往往被忽视。

正常情况下，REM 期是梦境出现的活跃阶段，但此时肌肉系统处于生理性"麻痹"状态。如果在 REM 期醒来，会有一种可怕的"濒死感"，即大脑是清醒的，除了能正常呼吸外（有时也会感觉呼吸无力），全身其他部位都不能活动，说不出来话，手指头也动弹不得，仿佛被一股神秘的力量按在床上，老百姓给这种现象起了一个很形象的名称——"鬼压床"，实则反映了 REM 期肌肉失张力的生理现象。

出现 RBD 时，REM 期正常的肌肉失张力现象消失了，取而代之的是伴随梦境出现了丰富的扮演行为，大多以暴力攻击行为为主，并出现言语上的咒骂等不文明现象。尽管 RBD 患者在睡眠状态下如此暴力，但在清醒状态下，患者并不会表现出易激惹、冲动或脾气性格改变。目前 RBD 的具体病因还不明确，统一的认识是脑干内某些神经核团（如蓝斑核，因尸体解剖时发现该处的神经核团呈蓝色而得名）的结构和功能障碍所致。

什么是 α - 突触核蛋白病？

最为常见的与 RBD 有关的疾病是 α - 突触核蛋白病，目前认为 RBD 是 α - 突触核蛋白病的早期表现。所谓"α - 突触核蛋白病"是一个病理学上的名词，具体到疾病上来，包括帕金森病、路易体痴呆和多系统萎缩三种神经系统退行性疾病。

帕金森病。在这三种疾病中，帕金森病大家最为熟悉，该病常见于中老年人，以静止性手抖、小碎步、姿势僵硬等运动症状为表现。患者在发病初期常常感觉变笨，手不灵活，写字的时候越写越小，这些都是帕金森病早期的运动症状。随着研究的深入，发现 RBD 的出现比帕金森病的出现要早 5 ~ 10 年，明确了 RBD 是具有帕金森病早期预警作用的非运动症状。

路易体痴呆。所谓路易体痴呆，是指在大脑内发现了异常的路易小体堆积导致的痴呆，是一种以病理学改变直接命名的疾病。提到痴呆，大家最为熟悉的是"老年痴呆"，最常见的类型是阿尔茨海默病，近年来有关老年人患痴呆的影视作品很多，大家耳熟能详的影视形象就有《都挺好》中的苏大强。与阿尔茨海默病的记忆力下降不同，路易体痴呆的表现之一是波动性的认知障碍，即一天之内时而清醒，时而糊涂。这种"糊涂"的代表性症状是对空间的辨认度下降，感觉熟悉的地方突然变得陌生；还有一种"糊涂"的表现是熟悉的动作和任务突然不能进行。在疾病早期，记忆力的损害不明显。

视幻觉是路易体痴呆的另一重要表现。这种幻觉大多是实际存在的人、物体或动物，反复出现，在出现认知障碍的时候就会存在视幻觉。在疾病早期，患者尚可以分辨出什么是幻觉，什么是实物。到疾病晚期后无法分别，还可能会伴随出现听力和嗅觉方面的幻觉。

路易体痴呆也会出现类似帕金森病的表现，临床上称为"帕金森综合征"样症状，与帕金森病表现相似，需要神经科专业的医生进行鉴别。

多系统萎缩。所谓"多系统萎缩"，并不是肉眼可见的身体某个部位萎缩，而是指中枢神经系统内几个重要系统的功能障碍。这几个系统分别为控制自主神经的自主神经系统、控制运动的锥体系和协调运动能力的锥体外系。自主神经系统功能障碍是多系统萎缩最常见的表现，如小便失禁、便秘、低血压。锥体系和锥体外系功能障碍的表现综合起来包括两大类，一类与帕金森病相似，包括肢体发僵、运动迟缓；另一类为小脑症状，包括走路不稳、平衡失调、说话不清楚、音调高高低低。

上述三种 α- 突触核蛋白病存在共同的病理学基础，在临床表现上又各自相异，RBD 是上述三种疾病的共同早期表现，从发现 RBD 到出现 α- 突触核蛋白病的临床表现间隔为数月到数十年不等。一项大型的临床研究结果显示，RBD 患者每年向 α- 突触核蛋白病的平均转换率为 6%，12 年后的转换率可高达 74%。

RBD 病因还有哪些？

脑干病变、药物和精神创伤也会引起 RBD。有研究发现，脑干梗死、脑干脱髓鞘（如多发性硬化、视神经脊髓炎谱系疾病）、脑干肿瘤、脑干外伤等疾病都会引起类似于 RBD 的表现，即伴随梦境出现扮演动作。这也再次验证了 RBD 是起源于脑干结构和功能障碍的假说。

另一个需要说明的是，年轻人群（年龄 < 40 岁）中的 RBD 可能与药物有关。5- 羟色胺能抗抑郁药是常见诱发 RBD 的药物，该类药物包括我们熟知的 5- 羟色胺再摄取抑制剂（如舍曲林、氟西汀、西酞普兰）及新型的 5- 羟色胺 + 去甲肾上腺素再摄取抑制剂（如度洛西汀、文拉法辛）。服用该类药物出现 RBD 意味着个体更容易罹患 α- 突触核蛋白病，而 5- 羟色胺能药物的作用是诱发 RBD 提早出现。除该类药物外，酒精戒断、骤然停用苯二氮䓬类药物也会诱发

RBD 出现。

与单纯脑外伤相比，创伤后应激障碍更能增加 RBD 的发生风险。这种现象在军人中较为常见，有一种观点认为，创伤后应激障碍相关的 RBD 可能是另一种异态睡眠的表现，但目前尚不清楚这种创伤后应激障碍相关的 RBD 是否也是 α - 突触核蛋白病的早期预警信号。

得了 RBD 怎么办？

如果确诊为 RBD，并不意味着在若干年之后一定会转化为 α - 突触核蛋白病。在门诊上见到过一位确诊 RBD 的女性患者，病程已长达 12 年，但并未出现智力、运动、大小便方面的问题，困扰她最大的问题反而是担心自己什么时候会转变成帕金森病。出现这种担忧是没有必要的，有些 RBD 患者随着时间的推移会出现一些智力问题、运动障碍，但尚未达到临床确诊帕金森病或其他 α - 突触核蛋白病的标准。尽管 RBD 在 12 年后转变为 α - 突触核蛋白病的概率高达74%，但在个体身上，这种概率是否发生是不确定的。

与其担心转化为帕金森病，不如做好自身防护。对于 RBD 患者，最重要的防护措施是在睡眠状态下保护好自己、保护好家人。RBD 的暴力行为会造成患者骨折、关节脱位，床周围应避免放置尖锐和易碎的物体，并避免患者接触到可能触电或被烧伤的物品。单独睡觉、使用软床垫和加设床栏的床对于保护患者自身和家人是十分重要的措施。其他策略还包括在床头放置报警设备，在患者出现 RBD 行为时播放患者熟悉的声音，可以使患者平静。

积极的生活方式和生活态度、间歇性高强度有氧运动（如跑步）可以降低 RBD 向帕金森病转化的风险。鼓励 RBD 患者每周进行 3～4 次高强度有氧运动，每次至少 30 分钟。

小结

RBD 的特点是 REM 期出现伴随梦境的扮演行为，以暴力攻击行为为主，还会出现言语咒骂，而患者本人不自知，容易伤及患者本人及家属。

RBD 是帕金森病、路易体痴呆和多系统萎缩等神经系统退行性病变的早期预警症状。

在年轻人群中，抗抑郁药物、创伤后应激障碍也会诱发 RBD。

并非所有的 RBD 都会转化为帕金森病，积极的生活方式、生活态度及间歇性高强度有氧运动可以降低 RBD 向帕金森病转化的风险。

第三节　"铁与血"——不宁腿综合征

不宁腿综合征（restless legs syndrome，以下简称"不宁腿"），又称 Willis-Ekbom 病，是常见的引起失眠的异态睡眠疾病之一。"不宁腿"一词形象描述了该病的特点，即表现出一种令人不适、难以言表的感觉，这种感觉常见于双腿，在活动后可暂时缓解。这种不适感大多在夜间睡前出现，如果不能缓解，会引起严重的入睡困难。大多数不宁腿患者在入睡后还会出现特征性的腿部规律性活动，称为睡眠周期性肢体运动（period limb movement of sleep，PLMS），PLMS 会干扰患者的睡眠，严重时可使患者出现觉醒。如果 PLMS 非常严重，干扰夜间睡眠，导致出现日间思睡等表现，称为周期性肢体运动障碍（period limb movement disorder，PLMD）。

无论男女老少，都可发生不宁腿，且随着年龄的增长，不宁腿的出现概率会升高。女性在妊娠期不宁腿的患病率升高。尽管不宁腿患者常常在睡着后出现 PLMS，但 PLMS 或 PLMD 的出现与不宁腿没有必然联系，相比不宁腿而言，PLMS 或 PLMD 更容易见于健康的老年人。

铁与不宁腿

不宁腿的出现与中枢和外周神经系统功能异常有关，尽管具体的病因还不十分明确，但目前研究证实铁缺乏是不宁腿发生的原因之一，即便血化验未发现铁水平异常，不宁腿患者脑中的铁储备量仍然是较低的。

人体内的铁代谢。我们首先介绍一下人体内铁代谢的过程。人体内的铁代谢涉及多种蛋白，目前临床上可以检测出的参与铁代谢的蛋白主要是铁蛋白和转铁蛋白。铁蛋白负责储备铁，转铁蛋白负责转运铁。人体内的铁来源包括肠道从饮食中吸收的及体内衰老红细胞释放的，从食物中吸收的铁经由转铁蛋白运送到各个器官。

人体内正常的铁含量为 3～4 g，大多数（2～2.5 g）分布于红细胞中的血红蛋白，参与氧的输送。此外，还有一部分铁（300～400 mg）以肌红蛋白的形式存在于肌肉中。血液中与转铁蛋白结合的铁大约为 3～4 mg。

铁在人体内存在一个"内循环"，即红细胞的衰老和生成过程。每时每刻都有衰老的红细胞被分解，同时有新的红细胞生成。这个过程在肝脏、脾脏和骨髓中完成。在上述三个器官中，铁以铁蛋白或含铁血黄素的形式储存，参与体内红细胞生成和分解的"内循环"。

常见导致铁丢失的原因是出血，包括肉眼可见的外伤大出血、消化道出血（如呕鲜血、排黑亮色大便或含鲜血大便）、呼吸道出血（如大咯血）。除此以外，还有一些潜在的内脏出血会形成血肿，通过超声或 CT 检查可以发现。女性月经不规律或月经量多也可导致生理性的铁丢失。未经正规治疗的痔疮也会引起慢性失血，进而导致铁丢失。

铁丢失的情况下，机体会动员铁储备，以尽可能满足红细胞的生成。如果没有及时纠正导致铁丢失的病因，补充丢失的铁，红细胞的生成会受到影响，出现缺铁性贫血。补铁治疗后，红细胞的生成首先恢复，其次体内的铁储备才会逐渐补足。

明确了体内铁代谢的情况后，我们再来聊聊缺铁与不宁腿。存在铁缺乏的不宁腿患者大多数没有贫血。如果不宁腿患者化验发现了缺铁性贫血，表明体内的铁缺乏已经到了比较严重的程度；有些不宁腿患者化验血红蛋白水平正常（血红蛋白水平是反映贫血的指标之一），这并不意味着体内铁储备是正常的。

怎样反映体内的铁储备？目前临床上用于反映体内铁储备的化验指标包括血清铁蛋白、血清转铁蛋白及转铁蛋白饱和度。目前研究发现，血清铁蛋白水平降低与不宁腿的发生有关，而且血清铁蛋白也是反映铁储备的最佳指标。影响血清铁蛋白水平的因素有很多（如炎症、肿瘤），也可以同时进行转铁蛋白饱和度的测定来反映铁储备情况。

多巴胺与不宁腿

多巴胺是我们体内重要的儿茶酚胺类物质之一，广泛分布于脑内和心血管系统中。多巴胺在心血管系统中的作用表现为加快心率、升高血压，是急诊、重症监护室常用的急救药物之一。多巴胺在脑内的功能比较复杂。

一方面，多巴胺是个体"动机"的来源，是脑内的"奖赏源头"，巧克力或甜食会增加脑内多巴胺的分泌，使个体产生被奖励的满足和欣快感。如果多巴胺分泌过多，容易使个体产生冲动和成瘾行为。

另一方面，脑内多巴胺参与调节运动的协调性和准确性。脑内多巴胺耗竭会引发帕金森病，临床上帕金森病的治疗主要是增加脑内多巴胺水平或增强脑内多巴胺功能。

不宁腿与脑内多巴胺的关系比较复杂，具体机制目前还不十分清楚，但并不妨碍多巴胺类药物对不宁腿患者症状的改善。

帕金森病常合并出现不宁腿的症状，使得患者的临床表现更为复杂。晚期帕金森病患者会出现"静坐不能"，即一种主观的内在不安感，有强烈的活动意愿，这种情况与不宁腿非常相似。但"静坐不能"的出现一方面与帕金森病进展有关；另一方面，这种强烈活动的意愿并不能通过运动缓解。

周围神经病与不宁腿

除大脑功能异常外，不宁腿综合征的发生还与周围神经异常有关。所谓"周围神经"，是相对 "中枢神经（即脑和脊髓）"而言，是分布于四肢、躯干和内脏的所有神经的总称。周围神经的功能，简而言之，包括三个方面，即感觉传入（冷、热、痛觉的产生）、运动传出（肢体和内脏的活动）和自主神经调节（出汗、血管收缩）。

研究发现，不宁腿患者的腿部痛觉过敏（即对疼痛的反应增强）、微血管收缩功能障碍。各种类型的周围神经病，如**糖尿病周围神经病（糖尿病常见的并发症）**，也常常伴随出现不宁腿综合征的临床表现。

如果临床上考虑不宁腿综合征与周围神经病变有关，需要进行神经传导速度和肌电图检查以进一步明确。神经传导速度和肌电图是神经科常用的周围神经病变检查方法，通过对周围神经施加一定的刺激，记录周围神经对刺激的反应，判别周围神经是否存在异常。

医源性不宁腿

尿毒症患者也会出现不宁腿的表现，这可能与尿毒症引起的全身代谢改变有关，包括铁缺乏。**尿毒症患者不宁腿症状非常严重，多巴胺类药物的疗效差，不宁腿症状的出现会增加透析人群的死亡率。**需要注意的是，接受血液透析治疗的尿毒症患者，不宁腿的发生率明显升高，在接受肾移植治疗后，不宁腿的发生率有所下降。

有些药物会诱发或者加重不宁腿综合征，包括镇静性抗组胺药物（苯海拉明、氯苯那敏）、抗精神病药物（氯丙嗪）、止吐药（甲氧氯普胺）、抗抑郁药（三环类抗抑郁药、选择性5-羟色胺再摄取抑制剂、5-羟色胺及去甲肾上腺素再摄取抑制剂）。

不宁腿是何种感觉？

不宁腿通常出现在夜间，尤其是睡前，主观感受到双腿不适。这种感觉位于双腿深部，难以言表，令人不快，或感觉双腿有蚂蚁在爬，或感觉双腿被拉扯，或感觉双腿有东西在蠕动，或双腿有触电感，抑或感觉双腿刺痛、瘙痒。在活动、按摩、拉伸、泡热水之后会短暂好转。

上述不适感不仅见于双腿，有时也可见于上肢，甚至是腹部、会阴部。

不宁腿是导致失眠的常见睡眠疾病之一。因此，除腿部不适外，不宁腿患者还会出现入睡困难、易醒等表现。**儿童不宁腿患者常常不能自我表述出腿部不适，反而表现出夜间睡眠障碍（入睡困难、睡眠不安）和白天行为问题（如冲动性增高、注意力不集中、易激惹）。**因此，家长如果发现孩子出现失眠和行为问题，应着重关注一下是否存在不宁腿的表现，可以鼓励孩子通过文字或绘画，形象地写出或画出这种不适感，并及时就诊。

不宁腿怎么治？

药物对不宁腿的治疗效果较好，一旦发现铁缺乏或铁储备下降的证据，就应遵医嘱进行补铁治疗。补铁治疗包括口服和静脉注射两种方式。补铁治疗的关键在于提高铁吸收率，可提高口服补铁效果的措施包括空腹服药、与含钙食物或钙片分开服用。由于目前认为不宁腿的发生与脑内铁储备下降有关，且脑组织对铁的摄取在夜间较高，因此可以在夜间服用铁剂。不宁腿对口服铁剂的反应较缓慢，可能需要数月才能观察到不宁腿症状的改善。

除铁剂外，其他用于治疗不宁腿的药物还包括多巴胺类药物、苯二氮䓬类镇静药物、加巴喷丁类药物。药物的选择需由专业的医生进行评估，遵医嘱使用。

非药物治疗对不宁腿也非常有效，可以减少药物的用量。可以参考的非药物行为调整策略包括静止时玩一些电脑游戏以分散注意力，定期适度运动（如瑜伽），腿部按摩或烤电加热，保证夜间睡眠质量，避免酒精和咖啡的摄入，避免服用诱发或加重不宁腿的药物。

小结

不宁腿综合征以夜间睡前双腿难以言表的不适为主要表现，这种不适在活动后会短暂缓解，不宁腿综合征的存在会影响入睡，造成失眠。

铁缺乏、铁储备下降是目前观察到的与不宁腿综合征发病有关的因素。

药物治疗对不宁腿综合征的疗效较好，非药物治疗也是有效的，可以减少药物的用量。

第四节　睡眠中的抽搐——睡眠癫痫

癫痫大家都不陌生，我们一般认为癫痫都是在白天清醒状态下发作；但还有一类癫痫在睡眠状态中发作，或者是仅在睡眠状态中发作。实际情况下，睡眠中出现的癫痫发作很容易被误认为是梦游或者肌肉痉挛。本节将向大家详细介绍睡眠癫痫的相关知识。

睡眠癫痫的分类

癫痫作为一种发作性的神经系统疾病，是由脑内异常放电所致。根据放电范围和发作表现，癫痫主要分为局灶性发作和全面性发作两大类。局灶性发作是指放电局限于某一脑区，并出现该脑区受刺激的表现（如一侧面部或一只手肌肉抽搐），意识大多清醒。全面性发作是指放电扩散至大脑皮层，出现意识丧失，并伴随全身肌肉受刺激的表现（口吐白沫、四肢僵硬抽搐）。

临床上诊断癫痫常用的手段是脑电图，一次脑内异常放电在脑电图上可以出现相对特异性的表现。但并非脑内所有的异常放电均会出现意识丧失或抽搐等表现。有时脑电图上记录到一次异常放电，但患者并未出现临床表现，这种现象称为发作间期痫样放电。

目前对睡眠相关癫痫并没有正式的分类，有国外学者认为，从临床表现上可分为单纯性睡眠癫痫、睡眠加重性癫痫和觉醒癫痫三大类。

单纯性睡眠癫痫完全或主要在睡眠状态下出现；睡眠加重性癫痫于清醒和睡眠状态下均会发作，但在睡眠状态下发作频率和程度会加重；觉醒癫痫大多在睡眠中觉醒后发作。从发作方式上看，80% 的单纯性睡眠癫痫患者表现为局灶性发作。

睡眠阶段对癫痫发作的影响

不同睡眠阶段对癫痫发作的影响不同：**癫痫发作或痫样放电容易出现在 NREM 期，而 REM 期则抑制癫痫发作或痫样放电**。在 NREM 期，随着睡眠深度逐渐增加（从 N1 到 N3 期），痫样放电的频率逐渐升高，在 N3 期痫样放电的频率最高，而睡眠状态下的癫痫发作则常见于 N1 期和 N2 期。与清醒状态相比，局灶性癫痫发作在睡眠状态下更容易转变为全面性癫痫发作。

失眠、睡眠呼吸暂停可诱发睡眠癫痫发作，而睡眠癫痫又可加重失眠和睡眠呼吸暂停。

睡眠癫痫发作的"现场"

同癫痫发作一样，睡眠状态下的癫痫发作以大幅度的运动为特点。但是在睡眠状态下出现异常运动的疾病不止睡眠癫痫，还包括前面提到的快速眼动睡眠行为障碍（RDB）、周期性肢体运动障碍（PLMD）及后面将要向大家介绍的睡行症等疾病。这使得睡眠状态下癫痫发作的诊断比清醒状态下癫痫发作的诊断更为困难。

持续时间短是睡眠癫痫有别于其他睡眠状态下异常运动的一个特

点，**一次睡眠癫痫的持续时间通常＜2分钟**。刻板性是睡眠癫痫发作的另一个特点，尽管一夜之间可多次发作，但每次发作的形式基本相似。发作表现包括简单的单侧肢体抽动或者复杂的动作行为，如蹬踏、手舞足蹈、射击样动作，有时还可出现喊叫声。有些睡眠癫痫发作持续时间较长，会出现类似于睡行症样的动作行为。

睡眠癫痫怎样防范？

如果在一夜睡眠状态下多次出现大幅度的运动，每次发作的形式基本相似，就应考虑睡眠癫痫的可能。睡眠癫痫的客观检查手段主要是睡眠脑电监测。一旦确诊睡眠癫痫，在发作时应使患者保持侧卧姿势，防止胃内容物或气道分泌物误吸；避免患者从床上跌落；保留患者一次发作的视频资料，以便于医生诊断时参考。

如果发作时间过长，应及时呼叫"120"；如出现呼吸、心搏骤停，应积极进行心肺复苏，避免长时间缺氧对重要器官造成损害。

小结

睡眠状态下癫痫发作与睡眠阶段密切相关，总体而言，癫痫发作或痫样放电发生于 NREM 期，而 REM 期则抑制癫痫发作或痫样放电。

持续时间短（＜2分钟）、每次刻板样发作是睡眠癫痫的特点。

第五节　叶公好龙——梦魇

我们这节借用"叶公好龙"这一成语，跟大家谈谈"梦魇"。就像叶公梦见龙之后感到惊恐一样，"梦魇"指的是睡眠中因为梦到不好的事情或事物而惊醒，醒后会出现呼吸急促、心跳加快、面色苍白、满头大汗，可以生动回忆起梦中的经历。

哪些情况会引起梦魇？

梦魇常常在儿童期出现，并贯穿人的一生。一般而言，梦魇的出现与个体焦虑、应激或创伤有关。偶尔出现一次梦魇很平常，成年人很少发生梦魇。

引起梦魇的原因，总体说包括三大类，即创伤（身体和精神方面）、精神疾病（如焦虑、抑郁、精神分裂症等）和药物。提到创伤，大家很容易联想到车祸、外伤等身体方面的创伤，相比而言，精神方面的创伤造成的影响更为严重。创伤后应激障碍（PTSD）是指由创伤造成的精神、心理方面的问题，也是导致梦魇最常见的原因之一。

什么是PTSD？

与PTSD相关的创伤类型包括遭受性侵犯、遭受暴力冲突、经历战争、身体外伤及各种疾病（如心肌梗死、脑卒中、入住重症监护室），患者本人可能是这些创伤的受害者，或者是患者的亲人经历了创伤事件。儿童期遭受的身体和精神上的虐待、欺凌等也与 PTSD 有关。

PTSD 患者会对相关的创伤事件或事件发生时的场景产生显著的反应，包括精神、认知或行为方面的症状。如逃避类似创伤事件或场景，整日担心类似创伤事件在自己或亲人身上再次发生，置身于类似创伤事件发生场景时会莫名其妙的紧张、害怕，甚至出现易激惹、冲动等表现。

长期处于 PTSD 导致的精神、行为方面的影响中会使患者失去快乐的体验，进而产生负性的情绪，对周围的人或事物失去兴趣，无法与他人建立联结。久而久之，患者内心出现"自闭"，沉浸在不断自责之中，认为所处的环境很危险，处处针对自己，并对自己充满恶意，认为周围人的言语、行为都指向自己，出现被害妄想。

还有一部分 PTSD 患者在临床上归类为"分离亚型"，即感到脑海中存在两个"我"，身体不属于自己，有一种迷失感。还有一些分离亚型的 PTSD 患者感觉所处的环境不真实，自己就像旁观者一样。分离亚型的 PTSD 患者发生各种身体损伤、精神疾病及自杀的风险很高。

有些 PTSD 患者还会伴随出现精神疾病和其他疾病。还有些 PTSD 患者会使用酒精或精神类药物缓解紧张，并出现躯体化症状（如头晕、胸闷、腹胀等不适）。除精神障碍外，PTSD 患者发生心血管疾病、代谢性疾病、痴呆的风险是普通人群的 1.5~3 倍。

PTSD 检查量表（表 3-1）可用于筛查是否存在 PTSD，并监测症状的严重程度。该量表共包括 20 个条目，每一个条目得分 0～4 分，最高得分为 80 分，总分为 38 分以上认为存在 PTSD。

表 3-1　PTSD 检查量表（PCL-5）

在过去几个月中，以下情况困扰您的严重程度	完全没有	有一点	中等	相当严重	极度严重
自从经历亲人去世或失去某些东西等压力事件之后，感觉周围世界看起来像是混乱和令人恐惧的地方	0	1	2	3	4
重复梦到令人感到不安的事件	0	1	2	3	4
突然感觉到自己又重新经历了一次那种压力事件（如亲人去世、失去某些东西或不好的经历）	0	1	2	3	4
当某些场景或事情让您想起该压力事件时会感到非常沮丧	0	1	2	3	4
当某些场景或事情让您想起该压力事件时会有强烈的生理反应（如心跳加速、呼吸困难、流汗）	0	1	2	3	4
想逃避与该压力事件有关的回忆、想法或感受	0	1	2	3	4
想避开会让您想起该压力事件的外在事物（如人、地点、对话、活动、物品或情况）	0	1	2	3	4
无法顺利回忆起该压力事件的重要内容	0	1	2	3	4

（续表）

在过去几个月中，以下情况困扰您的严重程度	完全没有	有一点	中等	相当严重	极度严重
对自己、其他人或这个世界有强烈的负面看法（如觉得我很糟糕、我有严重的问题、没有人值得信任、这个世界只有危险）	0	1	2	3	4
对于该压力事件或其后续影响的发生，责怪自己或其他人	0	1	2	3	4
类似害怕、恐惧、愤怒、罪恶感或羞愧等负面感受	0	1	2	3	4
对过往喜爱的活动失去兴趣	0	1	2	3	4
希望跟其他人保持距离或断绝往来	0	1	2	3	4
无法获得幸福感或对亲近的人无法有爱的感觉	0	1	2	3	4
会有急躁、暴怒或带侵略性的行为	0	1	2	3	4
做出风险过高或会伤害自己的行为	0	1	2	3	4
变得过于警戒或处处提防或处于戒备状态	0	1	2	3	4
感到神经过敏或容易受惊吓	0	1	2	3	4
无法顺利集中注意力	0	1	2	3	4
不易入睡或睡不好	0	1	2	3	4

哪些药物会引起梦魇？

与梦魇相关的药物包括抗高血压药物、多巴胺受体激动剂、抗抑郁药物、抗生素／抗病毒药物等。停用酒精、抗抑郁药物及其他精神类药物也会引起梦魇。抗高血压药物中最容易引起梦魇的药物为 β 受体阻滞剂，包括亲脂性的普萘洛尔、美托洛尔及亲水性的阿替洛尔。此外，另一种比较传统的降压药——利血平，也会引起梦魇。

多巴胺受体激动剂是临床上治疗帕金森病常用的一大类药物，包括左旋多巴、普拉克索、罗匹尼罗。此外，精神兴奋剂，如安非他明、哌甲酯，也有报道可引起梦魇。

环丙沙星、红霉素、更昔洛韦等临床常用的抗生素／抗病毒药物可通过影响睡眠结构诱发梦魇。

停用巴比妥类及苯二氮草类镇静催眠药等情况下也会导致梦魇出现。抗抑郁药物对梦魇出现的影响是双重的：停用抗抑郁药物，如三环类抗抑郁药（如阿米替林、多塞平）、选择性 5- 羟色胺再摄取抑制剂（如氟西汀、舍曲林、草酸艾司西酞普兰）、5- 羟色胺＋去甲肾上腺素再摄取抑制剂（如度洛西汀、文拉法辛），会引起 REM 期睡眠增多，导致梦魇；而服用上述抗抑郁药物，也会出现梦魇。

梦魇就是做噩梦吗？

梦魇与噩梦是两个概念。临床上对梦魇的描述是生动的梦境，醒后尚可回忆；梦境大多是不好的经历，如感觉失望无助、被攻击、突发事故、被追赶、与他人发生冲突、罹患疾病甚至死亡。发生梦魇时，个体会从睡眠中惊醒，并伴有交感神经兴奋的症状，如血压升高、心率加快、大汗、惊恐发作，可以生动回忆起梦境的内容。

　　偶尔发生一次梦魇并不意味着处于疾病状态，如果反复发生梦魇，以致影响夜间睡眠及日间功能，临床上称之为"梦魇障碍"。发生梦魇障碍的患者，夜间会频繁觉醒，白天情绪差，注意力和记忆力下降，并因主观上畏惧睡眠而出现睡眠抵抗。

　　虽然在梦境内容上噩梦和梦魇相似，都是不好的、负性的情境，**但噩梦很少像梦魇那样能够被个体生动而清晰地回忆起来，而且噩梦的觉醒一般会延迟，不像梦魇那样会及时惊醒**。

　　还有一种类似的现象，称为"睡惊"。睡惊发生在 NREM 期，梦魇发生在 REM 期。睡惊发生时，个体常常突然坐起，表现为受到惊吓，伴有交感神经兴奋的表现，如心慌、大汗，有时会从床上跌落或下床行走；此时患者并不清楚周围的环境，处于一种似睡非睡、似醒非醒的意识"朦胧"状态。睡惊常见于儿童，属于一种良性的现象；成人的睡惊与 PTSD、精神疾病有关。

　　睡眠中癫痫发作和睡眠呼吸暂停也可出现类似睡眠中惊醒的表现，但这些都与疾病本身有关。特别是睡眠呼吸暂停，在一次呼吸暂停发生后，会出现呼吸努力及觉醒，此时患者会从睡眠中突然惊醒，感觉胸前区憋闷，并有大汗、恐惧感。因此，出现睡眠中惊醒、大汗、心慌等表现，并非一定是睡惊或梦魇，也可能是睡眠癫痫发作或睡眠呼吸暂停。

梦魇需不需要治？该怎么治？

大多数梦魇都不需要治疗，但如果梦魇频繁发作，影响了夜间睡眠质量、认知功能及情绪，应及时就医。目前针对梦魇的治疗包括药物和非药物两方面，药物治疗主要针对 PTSD 及其他合并的精神症状，非药物治疗以认知行为疗法（CBT）为主。有一些推荐措施可以用于减少梦魇的发生，包括：

- 进行有益的社交活动，维持情绪稳定，增加个体幸福感；
- 睡前洗热水澡，排空小便；
- 养成规律锻炼的好习惯，但不要在睡前 4 小时进行；
- 睡前避免进食油腻食物，保证饮食规律，饥饿会影响睡眠质量；
- 睡前避免摄入酒精、咖啡及尼古丁；
- 养成固定的作息时间；
- 保证良好的睡眠环境；
- 睡前至少 1 小时不看电子产品；
- 除睡眠外，不要在床上进行其他活动。

从治疗效果上讲，单纯认知行为疗法就可以有效纠正梦魇，目前也有很多针对梦魇的认知行为疗法，如意象训练疗法、暴露疗法（对于存在 PTSD 的患者，使其暴露于与曾经发生创伤时相似的环境）、放松训练、重构疗法。梦魇比较严重的患者，可能需要认知行为疗法联合药物共同治疗。

小结

梦魇指由于不好的梦境而在睡眠中惊醒，并出现心慌、大汗等交感神经兴奋的症状，可清晰地回忆梦境，内容比较生动。

梦魇是发生在 REM 期的一种异态睡眠，与噩梦、睡惊等情况不同。

梦魇的病因包括创伤（包括身体和精神方面）、精神疾病和药物。PTSD 是导致梦魇的常见原因之一。

大多数梦魇是良性的，不需要治疗。如果梦魇比较严重，影响夜间睡眠和白天功能，需进行治疗。认知行为疗法可以有效治疗梦魇。

第六节 不该出声时偏出声——磨牙和睡眠呻吟

除了鼾声，睡眠时很少能听到其他声音。如果睡眠状态下口腔 – 下颌肌肉兴奋性升高，牙齿会出现不自主的活动，发出摩擦的声音，临床上称这种现象为"磨牙"。与打鼾、睡眠呼吸暂停相似，"睡眠呻吟"也属于睡眠相关呼吸障碍的范畴，表现为在呼气时发出延长且低调的呻吟声。磨牙和睡眠呻吟是"会发声"的异态睡眠。

为什么会磨牙？

睡眠中磨牙的声音患者本人很少能听到，但会影响床伴或同寝室其他人的睡眠。这种声音大多是刺耳的，有时会引起不愉快的身心感受。磨牙可见于儿童或年轻成年人群，目前认为与磨牙发生有关的因素包括睡眠呼吸暂停、焦虑或其他精神疾病及神经系统疾病。

除此之外，酒精或咖啡摄入、吸烟及精神类药物（如苯丙胺、抗抑郁药物）也会诱使磨牙出现。某些神经发育疾病，如唐氏综合征（又称 21- 三体综合征或先天愚型，是常见的染色体畸形导致的先天发育障碍类疾病）、Rett 综合征、脑瘫及注意缺陷多动障碍，可同时出现清醒及睡眠状态下磨牙。

从一般人群角度看，精神因素似乎是引起磨牙的主要原因之一。长期处于心理应激状态、压力大或焦虑的人群，在睡眠状态下容易出现磨牙。局部颞下颌关节紊乱、胃食管反流等疾病与磨牙的发生也关系密切。尽管目前未发现与磨牙有关的基因，但研究发现，磨牙似乎具有遗传倾向。

磨牙有哪些危害？

磨牙的危害主要是造成牙齿磨损，严重情况下还可能损伤口腔软组织。磨牙患者经常就诊的科室是口腔科，因为长期磨牙会把牙齿逐渐"消磨"掉，最后只剩下一点点牙齿的痕迹，而患者却不自觉。因此，目前对磨牙治疗的主要宗旨是防止牙齿被"消磨"，在睡眠时戴保护性牙套会减轻牙齿的磨损程度。

绝大多数磨牙是良性的，除戴保护性牙套外不需要其他特殊治疗。部分有明显精神因素诱因的磨牙患者需要接受药物或心理治疗。此外，如果临床上怀疑磨牙与睡眠呼吸暂停有关，还需进行睡眠呼吸监测，必要时给予无创正压通气治疗。

睡眠呻吟

睡眠呻吟的"发声"主要在呼气相（即出气的时候），可以听到在呼气相有延长、低调的呻吟声，典型的睡眠呻吟就像俯冲的轰炸机的声音，低沉而绵长。睡眠呻吟并不影响患者本人的睡眠，而受到困扰的往往是其他家庭成员。目前认为，睡眠呻吟也属于睡眠呼吸障碍的范畴，夜间缺氧程度较轻，可以使用"呼吸机"，也就是无创正压通气进行治疗。

小结

除打鼾外，磨牙和睡眠呻吟也是睡眠状态下异常的发声现象。

磨牙与精神因素有关，如焦虑、心理应激等，磨牙最直接的危害是损伤牙齿和口腔结构。

睡眠呻吟主要发生在呼气相，声音低沉而绵长，目前认为睡眠呻吟属于睡眠呼吸障碍的范畴，可使用无创正压通气进行治疗。

第七节 "行者"——睡行症

提起"睡行"大家很陌生，如果换成"梦游"大家就很熟悉。古今中外的文学或影视作品中，但凡涉及梦游，都会不自主地笼罩上一层神秘的色彩。诸多神学家、科学家、哲学家对梦游都抱有不同的观点，随着睡眠医学的研究发现，目前认为梦游（或称为"睡行症"）也属于异态睡眠的范畴。本节将向大家详细介绍睡行症的相关内容。

睡行症

睡行症是发生在 NREM 期的异态睡眠，多发生在睡眠的前半段，见于 8 ~ 12 岁的儿童，具体表现因人而异。**有些儿童在睡眠中突然坐起，在床上四处乱摸或爬行，或者是悄无声息地走到某一地方；有些儿童则表现得烦躁不安，到处乱跑，甚至出现一些怪异或危险的行为，伤及自身。无论出现什么行为，孩子的意识都是不清楚的，医学上称为"意识模糊"状态**。这种状态介于意识清醒和意识不清之间，虽然会有发声和动作行为，但不受意识支配，大脑皮层并未处于真正的清醒状态。有学者认为这种意识模糊状态可能是大脑皮层下一些灰质结构（如基底节）活动的结果。这种状态下的行为与清醒状态下的行为不同，也不能与他人进行正常的交流，表面上看，孩子似乎是被一种"神秘力量"所控制。

另一些睡行症儿童患者可能表现为烦躁不安，在家中四处乱跑，对于家长的呼喊没有应答，家长肯定会感到惊恐，以为孩子的神经精神出现了什么问题，其实很有可能是发生了睡行症。这时候家长需要做的是温和地引导孩子继续上床睡觉。孩子醒来之后，对刚才发生的行为没有记忆；如果孩子感到害怕，可以进行言语安抚，鼓励孩子继续睡觉。

出现睡行症并不能说明孩子存在神经精神或其他方面的问题，大多数睡行症随着年龄的增长会逐渐消失。 如果在出现睡行症的同时，还出现睡眠时打呼噜、尿床等情况，需要去专业的睡眠门诊就诊，以明确是否存在其他疾病而引起睡行症。此外，睡眠状态下癫痫发作和睡行症表现类似。如果是一整晚频繁出现异常动作行为，特别是每次动作行为都相似，应注意睡眠癫痫发作的可能，应尽快进行睡眠脑电监测。

孩子出现睡行症，最重要的就是家长要做好安全防护措施。 夜间应锁好门窗，防止睡行症出现时孩子从门窗出屋；睡前将室内易碎品、刀剪等物品收好，防止睡行症出现时孩子自伤或他伤。确保孩子拥有充足的夜间睡眠可以预防睡行症的发生。

睡行症的"变异"——睡眠相关进食障碍

睡行症有一个变异的形式，即睡眠相关进食障碍，出现该行为时，个体同样处于意识模糊状态，会出现寻找食物或者食用怪异物品（如狗粮、生肉、洗洁精）的行为。患者在这种状态下会不自主地进食大量食物，久而久之可能出现肥胖等代谢综合征问题。

目前认为可能诱使睡眠相关进食障碍发生的因素包括睡眠剥夺（即各种原因导致的睡眠时间不足）、心理应激反应、睡眠呼吸暂停等。使用新型的镇静安眠类药物，如唑吡坦、扎来普隆、右佐匹克隆，也会出现睡眠相关进食障碍，但发生率很低。

小结 •

睡行症是发生在 NREM 期的异态睡眠，此时个体处于似睡非睡、似醒非醒的意识模糊状态，在此状态下的动作行为都不受意识支配。

大多数睡行症是良性的，随年龄增长会逐渐消失，针对睡行症的主要措施是做好安全防护，必要时在医生指导下使用药物治疗。

睡眠相关进食障碍是睡行症的一种变异形式，其特点是在意识模糊的状态下出现寻找食物或者食用怪异物品的行为。

第四章
午觉睡过头的隐士

大梦谁先觉？平生我自知。草堂春睡足，窗外日迟迟。

——罗贯中《三国演义·定三分亮出茅庐》

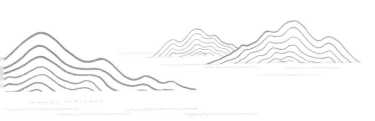

诸葛亮隐居卧龙岗时，自比管仲、乐毅，对天下大势了然于胸。上述这首诗说的是刘备三顾茅庐之际，诸葛亮在午睡，却从中午睡到了傍晚。

　　我们在午睡时也会有这种体验，一不小心，就会从白天睡到晚上，大多数人在如此"午睡"之后，并不影响夜间睡眠，可见人体内存在一个固有的作息规律。这种看似平常的作息规律如果发生问题，就会导致入睡和清醒时间紊乱，严重时会出现一系列身心健康隐患。本章我们将从生理状态下的昼夜节律入手，向大家介绍昼夜节律紊乱相关的睡眠疾病。

第一节　每个人体内都有一个"时钟"

"日出而作，日落而息"是每个人与生俱来的本能。正常生理情况下，作息与昼夜节律更替密切相关。早在 18 世纪，法国科学家在含羞草上发现了植物的昼夜节律变化现象，即便在没有光照的条件下，这种变化规律也会存在。由此推测，生物体内可能存在一种固有的作息节律，科学家将这种内在的"时钟"形象地比喻为"生物钟"。生物钟决定了物种的作息节律，比如老鼠昼伏夜出。本章我们向大家详细介绍生物钟的相关内容。

内在的"时钟"在哪？

每个人体内都有一个"时钟"，这个时钟并非指某一个器官，而是广泛分布于全身的各个系统。这套时钟系统的中枢在大脑，并通过神经支配和激素分泌两种方式调节分布在各个器官内的子时钟，最终使全身各器官、系统与外界环境保持一致的昼夜作息节律。这种调节方式与中医所说的"天人合一"理论非常相似。睡眠 – 清醒周期是人体基本的生理活动之一，也反映了全身各个系统随外界环境（主要是光照）变化的内在规律。

除睡眠 – 清醒周期外，大多数生理活动都处于这套"时钟"系统的调节下，包括基本生命体征（如体温、血压、心率）、激素内分泌（如血糖、糖皮质激素）及心理情感。人体内在"时钟"的循环周期略长于 24 小时，因此，为了与昼夜循环的 24 小时节律保持一致，人体内在的"时钟"需不断进行调整。

光照可以影响生物体昼夜节律更替。20 世纪 60 年代末，德国科学家发现了 Aschoff 法则：**对于正常生理情况下的生物体，睡眠前半段光照会使睡眠 - 觉醒周期整体后移，出现"睡得晚 - 醒得晚"现象；睡眠后半段光照会使睡眠 - 觉醒周期整体前移，出现"睡得早 - 醒得早"现象。**这种效应只影响昼夜节律的更替时间（即更替的相位），对清醒和睡眠时间长短没有影响。除光照外，体育锻炼、社交、摄食及温度也会影响生物体昼夜节律的更替。

人体内在"时钟"的调节中枢为位于下丘脑内的视交叉上核（SCN），顾名思义，SCN 位于视交叉上方，由左右两簇神经元组成（图 4-1）。视交叉是左右两条视神经在脑内的交叉结构，可将两侧视网膜接收到的视觉信息传导至大脑内的视觉中枢。视觉信息在上述传导过程中，会将光照的信息传递至 SCN，并通过 SCN 对个体昼夜节律更替进行调整。除 SCN 外，**脑内另一个参与昼夜节律调节的结构位于中脑后、四叠体之上，称为松果体。**松果体可根据外界光照的强弱分泌昼夜节律调节的重要激素——褪黑素。

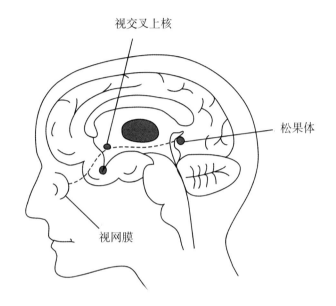

视交叉上核

松果体

视网膜

图 4-1 人体昼夜节律调节中枢示意图

近年来，有科学家在肺、肝脏等独立器官内发现了昼夜节律更替现象，这种更替现象不直接受 SCN 的支配，但 SCN 可以通过其他中间神经元或激素分泌间接调节上述器官的昼夜节律更替。目前认为，SCN 负责睡眠始动的调控，而激素（如褪黑素）负责清醒始动的调控。人类大脑皮层可以控制 SCN，因此在人类中存在"意志力"作用下的不眠现象。

昼夜节律紊乱

如果昼夜作息紊乱，会出现睡不着、早醒或者睡不醒的表现，临床上称这类疾病为昼夜节律紊乱。引起昼夜节律紊乱的因素分为两大类，即内在"时钟"系统障碍和外部环境因素影响。内在"时钟"系统障碍可导致 4 类昼夜节律紊乱，即昼夜节律前移、昼夜节律后移、昼夜节律非 24 小时化及不规律的昼夜节律。引起内在"时钟"系统障碍的因素有遗传、年龄、发育、失明和神经退行性病变。

外部环境对昼夜节律影响最典型的情况是轮班和倒时差。医务工作者经常轮班，特别是赶上有危急重症患者的夜班，彻夜不眠是常有的事，下了夜班之后，白天昏昏欲睡，一觉睡到天黑，再想睡的时候就睡不着了。长期如此下去，昼夜作息节律就会受到影响。

经常飞来飞去的朋友都经历过倒时差。记得我有一次去布拉格参加国际会议，到达时是当地时间的上午，由于兴奋好奇，主观上抑制了睡眠的倾向；等到了晚上该睡觉的时候，反而睡不着觉了，因为对应的是北京时间的下午，固有的昼夜节律"不允许"睡觉。回国之后困意激增，要偿还在国外欠下的"睡眠债"。

总体来说，昼夜节律紊乱的患者原有的昼夜节律发生了变化，临床表现主要是失眠和睡不醒。失眠是因为没有在"新"的入睡时间睡觉，所以会出现入睡困难；睡不醒是因为没有在"新"的觉醒时间醒来，所以会出现睡不够。

不同年龄段的昼夜节律

人体昼夜节律随年龄逐渐变化。早在胚胎发育阶段，母体的褪黑素就可以通过胎盘影响胎儿的昼夜节律。**出生之后，婴儿自身的昼夜节律开始形成**，同时受到自然光照和家庭作息时间的影响。良好的昼夜节律对婴儿的生长发育至关重要。

在青春期，由于性激素的分泌，昼夜节律和褪黑素分泌整体向后推迟。除此之外，外界环境（如心理应激、压力）、就寝时间也会导致青少年昼夜节律的变化。电子产品的广泛使用，特别是手机、平板电脑等产生的蓝光，会明显抑制青少年褪黑素的分泌。因此，**青春期是青少年容易出现昼夜节律紊乱的敏感时期。**

进入成年之后，作息逐渐规律化。**轮班和倒时差是影响成年人昼夜节律的主要因素**，身体及精神心理问题或多或少均与该阶段的昼夜节律有关。

步入老年（65 岁以上）之后，睡眠时间和深睡眠减少，睡眠效率下降，夜间觉醒次数增多，入睡时间延长，这些都是老年人睡眠的特征。此外，老年人昼夜节律减弱，具体原因包括 SCN 的神经支配功能及褪黑素分泌水平降低。**昼夜节律减弱也是老年人患痴呆以及帕金森病等神经退行性疾病发生、发展的因素之一。**

小结

　　每个人体内都存在一套"时钟"系统，由位于脑内的视交叉上核（SCN）及分布于各个器官内的子时钟系统组成，SCN通过神经支配和激素分泌的方式对个体的昼夜节律进行调控，褪黑素是昼夜节律调节的重要激素。

　　昼夜节律紊乱的病因包括内在"时钟"系统障碍和外部环境因素影响两方面。

　　昼夜节律随年龄逐渐变化，每个年龄段具有不同的昼夜节律特点。

第二节　另一种"早睡早起"——昼夜节律前移

早睡早起是一种非常好的生活习惯，这也是诸多失眠患者梦寐以求的目标睡眠。但是有一种早睡早起，入睡和清醒时间比大多数人要早，到了晚上就犯困，然后很快就能睡着，但会在凌晨醒来，作息时间与大众格格不入。其实这是昼夜节律的一种异常改变，临床上称为昼夜节律前移。

为什么会出现昼夜节律前移？

每个人体内都有一套时钟系统，这个系统控制着我们基本的作息节律。尽管存在个体差异，但绝大多数人的作息时间都会落在一个固定的范围内，久而久之，形成了社会普遍接受的作息时间，比如我们通常在上午 6：00 ~ 7：00 起床，8：00 ~ 9：00 上班，下午 17：00 ~ 18：00 下班，晚上 22：00 ~ 23：00 睡觉。在这个时间范围内作息，会保证我们白天精力充沛，晚上睡眠良好。

对于昼夜节律前移的人群，他们的作息时间与普通人群相比要整体前移，比如到了该吃晚饭的时间，会觉得特别困，很想睡觉，强撑着熬到 22：00 左右上床入睡，但是却在第二天凌晨 3：00 醒来，醒了之后再也睡不着了。而且他们会觉得自己睡眠质量很好，就是搞不明白为什么晚上会犯困，早上会早醒。

按照普通人群的作息时间，大多数昼夜节律前移人群处于睡眠不足的状态，会感觉白天昏昏沉沉、脑子不清醒、容易犯困，加上经常在凌晨醒来，第一印象会认为自己存在失眠，服用安眠药后仍不能改变晚上犯困、凌晨就醒的现状。

如果按照自身的作息时间，昼夜节律前移人群就能够获得充足的睡眠，白天工作、学习不会受到影响。但是，究竟为什么这些人的作息时间与大家不一样呢？

昼夜节律前移的原因主要是体内时钟系统的"计时"功能发生了变化。部分昼夜节律前移存在家族遗传的基础，目前已知的家族性昼夜节律前移包括 3 种亚型，系由不同的基因突变所致。其中 3 型家族性昼夜节律前移还会出现抑郁症及对光照时间变化敏感等表现。

新生儿生长发育的环境因素（如光照时间）会影响其昼夜节律的形成，因此要从小给孩子养成规律、正常的作息习惯。此外，个体对光线反应的变化（如白内障）也会引起昼夜节律前移。

光照疗法和时间疗法

晚上犯困爱睡觉，一到凌晨就清醒，这是昼夜节律前移的典型表现。夜间光照疗法是针对昼夜节律前移的主要治疗手段，目的是通过夜间光照，使昼夜节律逐渐后移，与普通人群的作息时间相一致。目前认为，从晚上犯困时开始进行光照，根据个人对光照治疗的反应，可以增加光照的时间和强度。同时，应避免早上的强光照射，因为早上接触强光会使昼夜节律前移，并抵消夜间光照治疗使昼夜节律后移的效果。

时间疗法是另一种针对昼夜节律前移的非药物治疗手段，具体实施方法是逐渐推迟每天的睡觉时间，直到与普通人群作息时间一致。这种治疗方法需要个体积极配合，并逐渐适应。国外有报道称，一位昼夜节律前移的男性患者，平均每天 18:30 就睡觉，通过时间疗法，最终将睡觉时间重新设定在 23:00。

目前没有针对昼夜节律前移的药物治疗。尽管理论上褪黑素可以使昼夜节律向后推迟，但并没有褪黑素对昼夜节律前移效果的报道。此外，对于昼夜节律前移出现的早醒，不推荐服用安眠药，因为这会使患者再次入睡，影响第二天的工作和学习。

小结

昼夜节律前移是另一种"早睡早起"的形式，睡觉和起床时间比普通人群要早，主要表现是傍晚犯困，凌晨就醒，但睡眠质量良好。

如果按照普通人群的作息时间，昼夜节律前移患者会出现夜间睡眠不足、白天犯困的表现。

夜间光照是昼夜节律前移的主要治疗方法。

第三节　众人皆睡我独醒——昼夜节律后移

家里有小孩的朋友都深有体会，有些小孩子越到晚上越兴奋，不睡觉，看电视、打游戏或者乱跑乱闹，熬到凌晨 1：00 ~ 2：00 才有睡意。这种现象在青春期的青少年身上尤为显著，一般家长认为青少年精力旺盛，闹一闹，熬个夜，是青春活力的表现。其实在青春期，昼夜节律会生理性的后移，即比普通人群睡得晚、醒得晚，这本是一种生理现象，但如果放任不管，就会造成永久性昼夜节律后移，出现问题。

青春期的"夜猫子"

昼夜节律后移多见于青少年和年轻成年人，具有"夜猫子"样的特点，喜欢熬夜，晚上没有睡意，第二天睡到很晚才起床。**昼夜节律在青春期会出现生理性的后移现象，而青春期的心理、社会等因素也会影响昼夜节律后移，成年之后，昼夜节律会逐渐恢复。**

遗传基因突变也是造成昼夜节律后移的因素之一。此外，**夜间光照会使昼夜节律后移，清晨光照会使昼夜节律前移**，青少年晚上看电脑、玩手机，无形中增加了夜间的光照，会进一步加重昼夜节律后移。

昼夜节律后移人群睡得晚、醒得晚，如果按照普通人群的作息时间，早上起床对于他们而言是件非常困难的事情，无形中造成了睡眠不足，出现白天犯困、精力差等表现。如果没有起床时间限制，昼夜节律后移人群会获得充足的睡眠时间。

昼夜节律后移通常在青春期出现，如果不进行干预，可能会转为慢性，并持续到成年。另有研究发现，昼夜节律后移人群常合并抑郁，并影响抗抑郁药物的疗效。

清晨型 – 夜晚型问卷

昼夜节律后移的患者，入睡时间很晚，由于工作、学习等原因需要与普通人群的作息时间保持一致，处于睡眠不足的状态，出现白天犯困、精力不济等表现。而大多数失眠患者也常常有类似的表现，因此昼夜节律后移的患者在初期很容易误认为自己是失眠。

这种情况下，可以通过清晨型 – 夜晚型问卷（表 4–1）自行评价。如果符合"夜晚型"，则需就诊于睡眠门诊，配合医生明确是否存在昼夜节律后移；如果不符合"夜晚型"，可能存在失眠或其他睡眠疾病。

表 4–1　清晨型 – 夜晚型问卷

1. 如果你能够完全自由地计划白天的时间，你希望大约在什么时间起床？

[5] 早上 5 点至 6 点半

[4] 早上 6 点半至 7 点 45 分

[3] 早上 7 点 45 分至 9 点 45 分

[2] 早上 9 点 45 分至 11 点

[1] 早上 11 点至正午 12 点

2. 如果你能够完全自由地计划晚上的时间，你希望大约在什么时间睡觉？

[5] 晚上 8 点至 9 点

[4] 晚上 9 点至 10 点 15 分

[3] 晚上 10 点 15 分至凌晨 12 点半

[2] 凌晨 12 点半至 1 点 45 分

[1] 凌晨 1 点 45 分至 3 点

3. 如果必须早起，你会非常依赖闹钟吗？

[4] 完全不依赖

[3] 略微依赖

[2] 比较依赖

[1] 非常依赖

4. 正常情况下，你早上会赖床吗？

[1] 经常赖床

[2] 偶尔赖床

[3] 不会赖床

[4] 绝不赖床

5. 早上起床后的半小时内，你觉得自己精神如何？

[1] 完全不精神

[2] 略微精神

[3] 一般精神

[4] 非常精神

6. 在起床后的半小时内，你会感到饥饿吗？

[1] 完全不饥饿

[2] 略微饥饿

[3] 一般饥饿

[4] 非常饥饿

7. 清晨起床后的半小时内，你感觉如何？

[1] 非常疲倦

[2] 略微疲倦

[3] 一般清醒

（续表）

[4] 非常清醒

8.如果在第二天你没有任何事情，你会选择推迟晚上睡觉时间吗？

[4] 基本不推迟

[3] 推迟 1 小时以内

[2] 推迟 1～2 小时

[1] 推迟 2 小时以上

9.假设你决定要开始做运动，你的朋友建议你应该 1 周进行 2 次 1 小时的运动，而且在早上 7～8 点为最佳时间。你认为在这个时间段运动你会表现得怎么样？

[4] 表现得很好

[3] 表现得还行

[2] 表现得比较差

[1] 表现得非常差

10.在夜晚，你到什么时候会感觉疲倦且需要睡觉？

[5] 晚上 8 点至 9 点

[4] 晚上 9 点至 10 点 15 分

[3] 晚上 10 点 15 分至 12 点 45 分

[2] 凌晨 12 点 45 分至 2 点

[1] 凌晨 2 点至 3 点

11.假设你希望在一次耗费脑力而且持续 2 小时的测试中取得最佳表现，如果你能完全自由地计划你的时间，你会选择以下哪段时间考试？

[6] 早上 8 点至 10 点

[4] 早上 11 点至下午 1 点

[2] 下午 3 点至 5 点

[0] 晚上 7 点至 9 点

12.如果你要在晚上 11 点去睡觉，身体会感觉疲累吗？

[0] 完全不疲累

[2] 略微疲累

[3] 一般疲累

[5] 非常疲累

13. 假设因为某些原因，你比平时推迟几小时去睡觉，但第二天又不需要早起，你会选择

[4] 按平时的时间起床，而且不会再睡

[3] 按平时的时间起床，但感到昏昏欲睡

[2] 按平时的时间起床，然后再睡

[1] 推迟起床时间

14. 假设因为某件事要熬夜，你要在清晨 4～6 点保持清醒，第二天完成任务后你会选择

[1] 熬夜结束后才去睡觉

[2] 熬夜前片刻小睡，结束后再正式睡觉

[3] 熬夜前睡一觉，结束后小睡

[4] 只在熬夜前睡一觉

15. 假设你需要进行一项 2 小时的艰巨体力工作，你可以完全自由地计划时间，你会选择以下哪个时段？

[4] 上午 8 点至 10 点

[3] 上午 11 点至下午 1 点

[2] 下午 3 点至 5 点

[1] 晚上 7 点至 9 点

16. 假设你决定要开始做运动，你的朋友建议你应该 1 周进行 2 次 1 小时的运动，而且在晚上 10～11 点为最佳时间。你觉得这个计划能很好地执行吗？

[1] 非常好执行

[2] 较好执行

[3] 难以执行

[4] 非常难以执行

17. 假设你可以选择自己的工作时间，每天只需工作 5 个小时（包括休息时间），而这项工作很有趣，酬金取决于你的工作表现，你会选择以下哪个时段开始工作？

[5] 上午 4 点至 8 点

[4] 上午 8 点至 9 点

[3] 上午 9 点至下午 2 点

[2] 下午 2 点至 5 点

[1] 下午 5 点至凌晨 4 点

18. 以下哪个时段是你一天之中状态最佳的时间？

[5] 上午 5 点至 8 点

[4] 上午 8 点至 10 点

[3] 上午 10 点至下午 5 点

[2] 下午 5 点至晚上 10 点

[1] 晚上 10 点至凌晨 5 点

19. 人可分为"清晨型"和"夜晚型"，你认为你自己属于哪一类型？

[6] 绝对"清晨型"（入睡时间为晚上 10 点半前）

[4] "清晨型"多于"夜晚型"（入睡时间为晚上 11 点半前）

[2] "夜晚型"多于"清晨型"（入睡时间为晚上 12 点半前）

[0] 绝对"夜晚型"（入睡时间为晚上 12 点半后）

计分原则：将每个选项对应的分数值相加得到总分，70 ~ 86 分为绝对清晨型，65 ~ 69 分为中度清晨型，53 ~ 64 分为中间型，47 ~ 52 分为中度夜晚型，14 ~ 46 分为绝对夜晚型。

褪黑素和光照治疗

针对昼夜节律后移的治疗，首先是生活方式的调整。白天减少含咖啡因、酒精等饮料的摄入，避免白天睡得过多，在晚上入睡前 2 小时减少兴奋性的活动。特别是在双休日，也应避免晚起床，因为晚起床本身就会导致昼夜节律后移。如果能保证规律的起床时间，可以在中午进行短时间的小睡，以缓解睡眠不足导致的白天犯困。

大多数轻症的昼夜节律后移患者经过生活方式调整后，作息时间会逐渐回归正常。**如果生活方式调整无效，可以在晚上固定时间使用褪黑素。**有关褪黑素的使用详见本章第六节。目前临床应用的证据表明，大多数使用褪黑素的患者没有出现严重的不良反应，但长期用药的安全性还缺乏证据支持。所以需要在医生的指导下使用褪黑素。

光照在昼夜节律后移人群中具有"双刃剑"样的角色。一方面，晨起光照（如宽谱的白光灯）会使昼夜节律提前，有助于纠正昼夜节律后移；另一方面，从日落到睡前这段时间，选择性地避免某些光照（如电脑、手机等电子产品发出的蓝光），有助于防止昼夜节律后移。

与昼夜节律前移治疗相似，不推荐安眠药用于昼夜节律后移的治疗，因为安眠药并不能使患者更早地进入睡眠。

小结

青春期是昼夜节律后移的好发阶段，这个阶段的青少年应养成良好的睡眠卫生习惯和作息规律，处理好与同学、父母和老师的关系。青春期后昼夜节律会逐渐恢复。

如果青春期作息不规律，很有可能导致昼夜节律后移持续到成年，影响工作、学习，同时还有伴发抑郁的风险。

生活方式调整是纠正昼夜节律后移的首要方式，夜间定点服用褪黑素也有助于昼夜节律提前。

晨起光照和夜间选择性地避免光照可相辅相成，共同纠正昼夜节律后移。

第四节 捉摸不透的作息——非 24 小时昼夜节律障碍

我在本章的第一节向大家介绍过，人体内固有的"时钟"系统节律大于 24 小时，为了能够与外界的昼夜节律更替相一致，我们必须不断调整体内固有"时钟"系统的节奏。最主要的参考就是光照信息，其他还包括固有的摄食节律、社会活动等行为。如果这些信息突然消失，我们就失去了与外界昼夜节律相一致的参考，此时人体固有的"时钟"系统便以其自身的节律运转，导致作息节律与外界昼夜更替节律不相符，临床上将这种现象称为非 24 小时昼夜节律障碍。

光照是如此的重要

无论年龄、贫富、社会地位如何，每个人都可以平等自由地享用光和空气。作为看似"廉价"且唾手可得的自然资源，光照对人体生理功能的维持十分重要。其最为常见的作用是保持人体作息节律与外界 24 小时昼夜节律相一致，**如果视网膜缺乏光照信息的传入，人体作息节律将发生改变。因此，非 24 小时昼夜节律障碍常见于光感消失的失明人群。**

但由于存在其他昼夜更替信息，有些光感消失的失明人群也可以使作息节律周期维持在 24 小时，这些信息包括体内褪黑素的分泌、社会活动及饮食。视力正常的人群常常由昼夜节律后移演变成非 24 小时昼夜节律障碍。

飘忽不定的作息节律

非 24 小时昼夜节律障碍患者的作息节律是动态变化的。由于人体固有时钟系统的更替周期大于 24 小时，因此非 24 小时昼夜节律障碍患者在初期表现为作息后移，即睡得晚 – 醒得晚，与上一节介绍的昼夜节律后移表现相同。但昼夜节律后移患者的作息相对固定，不会发生显著的变化。

非 24 小时昼夜节律障碍患者的作息呈现进行性后移的特点（每日延迟几分钟至 1 小时），**即随时间作息逐渐向后延迟，表现为睡觉和起床的时间越来越晚，晚上越来越睡不着，白天越来越赖床，会觉得自己失眠的情况逐渐加重，白天精力越来越差。**

当作息节律向后延迟到与外界昼夜更替相一致的时候，在"某一天"，作息突然恢复正常，能够像大多数人那样睡觉和起床，失眠似乎好转。但好景不长，随着作息节律逐渐向后延迟，会再次出现睡得晚 – 起得晚。由此陷入一种时好时坏的作息节律恶性循环之中。

鉴于上述特点，临床上对非 24 小时昼夜节律障碍的诊断和识别需要长时间观察作息节律（至少 2 周），这就需要患者配合睡眠日记的记录和体动仪的佩戴。睡眠日记和体动仪分别从主观和客观两个方面反映个体每日作息节律情况。

什么是体动仪？

体动仪可以客观地记录被试个体在数日至数周内的睡眠和活动情况，通过记录仪中的硬件设备和后台分析的软件算法，了解个体在记录时间段内的睡眠和觉醒情况。一般而言，体动仪的记录时间为 2 周，随着技术的发展，目前体动仪已被简化为类似于手表样的便携式佩戴设备，不影响被试个体的生活。

在佩戴体动仪期间，个体可以正常地工作、生活，包括工作日和双休日；但如果记录期间有旅行、休长假或倒班，应告知医生，以免影响记录结果的判读。**体动仪主要用于昼夜节律紊乱（包括昼夜节律前移/后移、非24小时昼夜节律障碍）的客观评估及相关失眠的鉴别。**

与多导睡眠监测不同，体动仪并不能精确地判定睡眠时间，更不能进行睡眠结构分析，划分 REM 期和 NREM 期。体动仪对"睡眠"和"清醒"的划分主要依赖于个体的活动状态，如果个体长期处于静止不动的状态（看电视、平躺玩手机），会被体动仪错误判定为"睡眠"或"休息"状态。

有些体动仪植入了光电技术，通过计算心率并与睡眠信息耦合，从而间接推导被试个体的睡眠–清醒状态，但这些记录信息仍应谨慎解读。

睡眠日记——养成记日记的好习惯

上小学的时候，老师鼓励我们每天记日记，有助于养成良好的写作习惯。针对我们的睡眠，其实也应该养成记"睡眠日记"的习惯。

⏰ **睡眠新知**

所谓"睡眠日记"，主要是记录每天的睡眠情况，与普通日记不同，睡眠日记有详细的记录要求，具体包括以下方面。

- 几点上床睡觉；

- 几点能睡着；

- 从躺下到睡着需要多长时间；

- 整夜睡眠中，一共醒了几次；

- 整夜睡眠中，总共醒了多长时间（每次醒来时间的总和）；

- 最后一次醒来的时间及需要多长时间才能再次睡着，是不是比预期醒得早及早醒了多长时间；

- 几点起床（不是醒来的时间，而是从床上起来的时间）；

- 觉得总共睡了多长时间；

- 怎样评价自己的睡眠质量；

- 睡醒起床后是否觉得精力恢复；

- 白天是否打盹及打盹的次数和总时间；

- 每天摄入含酒精饮料的次数及上一次饮用的时间（1 次摄入含酒精饮料指 360 mL 啤酒或 148 mL 白酒）；

- 每天摄入含咖啡因饮料的次数及上一次饮用的时间（1 次摄入含咖啡因饮料指普通咖啡杯量的咖啡 / 茶 1 杯或 360 mL 含咖啡因的饮料）；

- 是否服用安眠药及服用药品的名称、剂量、时间和频次；

- 其他有关睡眠的问题或补充。

睡眠日记应每天记录，同时佩戴体动仪，一般需连续记录 2 周。

小结

非 24 小时昼夜节律障碍常见于无光感的失明人群或者由昼夜节律后移演变而来。

波动性的作息节律改变是非 24 小时昼夜节律障碍的特点，即作息时而正常，时而推迟。

体动仪和睡眠日记可以从客观和主观两方面反映个体的作息节律，广泛用于各种昼夜节律紊乱患者的诊断和治疗效果评价。

第五节　到什么山上唱什么歌——倒班和倒时差

因为工作需要，我们不得不面对倒班和倒时差的问题。长期倒班工作的人群具有"特殊"的作息节律，或者选择适应这种节律，或者与之对抗，出现该清醒时迷糊、该迷糊时清醒的场面。倒时差也会面临这种问题，当到达目的地时，我们的生物钟还停留在出发地，这种时差上的迥异也会使我们出现想睡睡不着、想清醒时不清醒的尴尬局面。所以我引用了"到什么山上唱什么歌"这句话，主要是想跟大家介绍一些方法，以便我们的生物钟能够快速地适应周围环境，做到"入乡随俗"。

倒班

经常倒夜班的人群会在上班时间（晚上）犯困，不能集中精力工作，而在休息时间（白天）特别精神，睡不着觉。这种情况会引起一系列不良结局，包括失眠、认知情感障碍，并升高心脑血管疾病的发生风险。在不考虑更换工作的前提下，适应倒夜班的作息节律非常重要。

在采取措施之前，首先明确自身的昼夜偏好，这有助于预判自己能否适应倒班的作息节律。慕尼黑时间型问卷（Munich chronotype questionnaire, MCTQ）是一种广泛使用的用于评价个人昼夜偏好的问卷。后来又有学者针对倒班人群专门设计了慕尼黑轮班工作者昼夜偏好问卷（Munich chronotype questionnaire for shift workers, MCTQShift），该问卷可用于评价倒班人群的昼夜偏好，夜偏好型或"猫头鹰"型个体可能更容易适应倒夜班的时间安排。与之前介绍的问卷测评不同，这两种问卷需要专业的统计方法计算结果，因此建议大家到专业机构进行评估。

改善日间睡眠。倒班人群的生物钟与大众相反，因此改善日间睡眠非常重要。即便在休息日，也要保持规律的睡眠时间安排。仍然推荐7～9小时的日间睡眠，但可以将其灵活地划分为两个阶段，第一阶段进行3～4小时的固定睡眠，第二阶段根据白天具体事务进行调整，原则上保证总睡眠时间7～9小时即可。

白天睡眠时应注意睡眠环境，特别是遮光、控制噪声水平，必要时可以使用眼罩。如果实在难以入睡，可以使用短效安眠药或褪黑素。有关褪黑素的详细内容可见本章第六节。

夜间工作保持清醒。改善日间睡眠并不能保证夜间工作时清醒。在临近夜班时小憩有助于提高夜间工作时的清醒程度，但应避免小睡时间过长（不超过60分钟）。如果需要在夜班工作时保持高度警觉状态，可以按需服用神经兴奋剂类药物，这需要专业的医生指导。有关精神兴奋类药物的详细内容，可见第五章第六节。除使用药物外，夜间工作时保持尽可能多的光照也可以提高警觉状态。

倒时差

当跨时区旅行时，体内生物钟还停留在出发地的时区，而外界昼夜更替已经更新为目的地时区，生物钟的"延迟更新"是导致时差出现的根本原因。而出发地和目的地之间的时区差决定了倒时差症状的严重程度。

跨越 2 个以上时区旅行会出现倒时差的症状，包括入睡困难、嗜睡、困倦、疲乏及非特异性的认知情感障碍。**即便不采取任何措施，生物钟也会逐渐与目的地昼夜更替同步，到达东边的目的地后，每天自然"补齐"1 个时区；到达西边的目的地后，每天自然"补齐"1.5 个时区。**比如从北京（东八时区）到莫斯科（东三时区），向西跨越 5 个时区，理论上需要 3~4 天生物钟才能与当地昼夜更替同步。

实际情况下，影响倒时差症状严重程度的因素有很多，包括旅行方向（向东旅行比向西旅行更难适应时差）、旅行过程中的情况（如是否睡觉、旅行过程的舒适度、是否饮酒或咖啡）、个体差异、达到目的地之后是否存在其他授时因子（如光照）的影响。所谓"授时因子"，是指能够使生物钟与外界昼夜更替同步的环境因素，最重要的授时因子为光照，其他授时因子还包括社交活动、饮食规律等。

短期旅行（不超过 3 天）

对于不超过 3 天的短期旅行，生物钟还未来得及进行调整，因此保持原有生物钟是最好的选择。

向东旅行（跨越 7 个时区以内）

向东旅行需要将生物钟向前拨快，可以调快生物钟的方法包括定时接受光照和服用褪黑素，**恰当的光照可以将生物钟每天平均提前1.5小时**。建议在出发前 3 天，每天依次将作息时间提前 0.5～1 小时，起床后至少光照 1 小时，自然光或人工灯光都可以。到达目的地后，应避免在早上接受光照，**并根据核心体温的低谷时间决定光照时间：核心体温的低谷时间依据褪黑素水平决定**，通常在醒来起床前 3 小时。

　　我们以北京到奥克兰（新西兰）为例。如果每天在北京时间早上 7:00 起床，那么核心体温的低谷时间应该是北京时间早上 4：00，奥克兰时间比北京时间快 5 小时，那么在奥克兰，核心体温的低谷时间应该是早上 9：00。因此，当从北京抵达奥克兰后，当天早上 9：00（奥克兰时间）之前应避免强光，在 9：00 之后再进行光照，之后每天提前 1 小时进行避光和光照（如第二天早上 8：00 之前避光，8：00 之后光照），直到生物钟与当地同步。

　　一般而言，向东旅行到达目的地后，清晨避免强光，接近中午和午后接受强光照射。旅行前建议将手表或手机的时间调整为目的地时间。旅行过程中，清晨应避免强光照射，在接近中午和午后可接受强光照射；当飞行经过的地区处于夜间时，应尝试入睡，并做好避光措施（如戴眼罩）。旅行过程中避免服用安眠药。

　　在进行上述避光或接受光照的同时，还应配合服用褪黑素，推荐在到达目的地后当天晚上就寝时开始服用褪黑素，可以起到拨快生物钟和镇静催眠的作用，连续服用不超过 5 天。如果失眠情况比较明显，可以临时服用短效安眠药；如果白天嗜睡犯困情况比较明显，可以按需服用精神兴奋类药物、饮用咖啡或小憩，小憩时间应选择在就寝前

8 小时，控制在 30 分钟以内。

向东旅行（跨越 8 个时区以上）

如果向东旅行跨越 8 个时区以上，相比而言，生物钟更容易后移，而不是提前。因此这种情况下，可进行相反的操作，即在目的地早上进行光照，下午或晚上避免光照。

向西旅行

向西旅行需要将生物钟调慢，恰当的光照可以将生物钟每天平均延迟 2.5 小时。 在出发前 3 天，每天依次将作息时间推迟 0.5～1 个小时。向西旅行的光照时间选取仍以核心体温的低谷时间为参考，以北京到莫斯科为例：如果核心体温的低谷时间是北京时间早上 4：00，莫斯科时间比北京时间慢 5 小时，所以在莫斯科核心体温的低谷时间应该是晚上 23：00。因此，当从北京抵达莫斯科后，当天晚上 23：00（莫斯科时间）之前应进行光照（自然光或人工灯光），晚上 23：00 之后避免光照。

一般而言，向西旅行到达目的地后，午夜避免强光，傍晚和晚上接受强光。旅行前建议将手表或手机的时间调整为目的地时间。旅行过程中，午夜应避免强光照射，傍晚和晚上接受强光照射；当飞行经过的地区处于夜间时，应尝试入睡，如果睡不着就保持清醒，直到出现睡意。旅行过程中避免服用安眠药。

调慢生物钟比拨快生物钟容易，因此，如果向西旅行跨越不超过 12 个时区，不需要服用褪黑素；如果向西旅行跨越超过 12 个时区，可以在抵达目的地当晚就寝前服用褪黑素，连续服用不超过 5 天。

不建议向西旅行时服用安眠药解决失眠，但可以通过日间小憩、饮用咖啡来缓解白天嗜睡犯困。

小结

倒夜班人群的生物钟与大众相反，可通过一些措施（如适时接受或避免光照，适时服用褪黑素或精神兴奋类药物等），最终达到改善白天睡眠、提高夜间清醒程度的目的。

倒时差的根本原因是生物钟未能与外界环境昼夜更替同步，出发地和目的地之间的时区差决定倒时差症状的严重程度。

总体而言，向东旅行（7个时区以内）需要拨快生物钟，向西旅行需要调慢生物钟。

定期光照和使用褪黑素是缓解倒时差症状的有效措施，光照时间的选择以核心体温低谷时间为参考。

第六节　再谈马拉托宁——熟悉的褪黑素

提到马拉托宁，大家都很陌生，但是提到褪黑素或者脑白金，几乎是人尽皆知。马拉托宁（美乐托宁，或美拉托宁）是褪黑素英文单词 melatonin 的音译，也是脑白金的主要成分。目前国内褪黑素以保健品的形式上市，主要功效是安眠、提高睡眠质量。本节将向大家详细介绍褪黑素的"前世今生"。

褪黑素是怎么来的？

过去认为脑内"松果体"是唯一分泌褪黑素的结构。目前研究发现，除松果体外，体内其他器官也可以分泌褪黑素，包括视网膜、哈德腺（位于眼球腹侧和后内侧的腺体，分泌物湿润角膜，也是外周的免疫器官之一）、骨髓、皮肤、胃肠道神经丛、小脑及免疫系统。与其他我们熟知的内源性激素（如胰岛素、糖皮质激素）不同，褪黑素是由许多器官分泌又作用于许多器官，发挥不同生理功能的内源性物质。

在人的一生中，**褪黑素的分泌因年龄而异**。婴儿出生后 3～4 个月就开始分泌褪黑素，自此以后，褪黑素分泌水平逐渐升高，8～10 岁时达到高峰；在青春期时褪黑素的合成开始下降，40～45 岁开始，褪黑素分泌逐渐下降，到 70 岁左右时，褪黑素水平下降至青春期前的 10% 左右。

在一天 24 小时中，褪黑素的分泌因光照强度而异。夜间
20:00～22:00 褪黑素开始分泌，凌晨 0:00～3:00 分泌达峰，这种
变化趋势与个体是否处于睡眠状态无关。达峰之后，褪黑素分泌水平
逐渐下降，在白天维持较低水平。此外，在褪黑素水平达峰的同时，
体温也下降至最低值。光照是褪黑素分泌的主要调节因素。

褪黑素与昼夜节律

研究发现，早在胚胎发育阶段，人体就已建立昼夜更替节律，母
体褪黑素水平可以影响胎儿的昼夜节律，因此孕妇应保持规律的作息
习惯，有助于胎儿建立规律的昼夜更替节律。褪黑素水平的昼夜波动
是人体对外界昼夜更替的一种生理性反应，是保证昼夜节律"天人合
一"的重要因素。

人体昼夜节律系统由三部分组成，即昼夜节律生物钟、昼夜节律
传入途径和昼夜节律传出途径。昼夜节律生物钟由中枢和外周两部分
组成，中枢部分位于脑内的视交叉上核，外周部分则分布于体内其他
器官（如心脏、肝脏、肾脏、视网膜）。外周部分具有自主调节昼夜
节律的功能，但正常情况下受中枢视交叉上核的支配和调控。

传入途径主要指视交叉上核接收到的各种信息，包括来自视网膜
的光照信息及脑内其他部位的神经信号，这些传入信息的综合作用为
保证视交叉上核的节律与外界昼夜节律更替相一致。正常情况下，体
温、代谢的变化应保持与昼夜节律更替相一致，因此古人讲十二时辰
与作息相对应的关系，具有一定的科学道理。

传出途径主要指视交叉上核发出的各种信息，包括对外周生物钟的支配及褪黑素的分泌。褪黑素可影响机体代谢和性激素的分泌，如褪黑素分泌过多会延缓青春期发育，而褪黑素分泌受抑制则可能出现性早熟。光照是抑制褪黑素分泌的常见因素，长期接受灯光照射的儿童会出现性早熟。长期作息不规律的人群容易出现代谢紊乱（如糖尿病、高脂血症）和其他慢性病（如高血压）。

褪黑素与失眠

原发性失眠。褪黑素是儿童青少年人群入睡困难型失眠的首选药物。一般而言，治疗时，褪黑素应在睡前 30 ~ 60 分钟服用，疗程不超过 4 周。有些入睡困难型慢性失眠的儿童会同时存在褪黑素分泌延迟，判断褪黑素分泌是否延迟需要在暗光环境下连续测定唾液或血液中的褪黑素水平，以褪黑素水平上升到某一数值的时间点定义为暗光褪黑素初始释放时间（dim light melatonin onset, DLMO）。一般而言，DLMO 出现在夜间最低核心体温之前 2 小时，而夜间最低核心体温出现在起床前 3 小时。举个例子，如果习惯早上 6 : 00 起床，那夜间最低核心体温出现在凌晨 3 : 00，DLMO 出现在凌晨 1 : 00。DLMO 出现时，个体应处于睡眠状态。对于入睡困难同时伴有褪黑素分泌延迟的慢性失眠儿童，推荐使用低剂量（如 1 mg）的褪黑素，并在 DLMO 出现前 3 ~ 5 小时服用。

并不推荐褪黑素用于成年人群失眠的治疗。成年人群失眠多存在其他的继发性因素，应仔细分析，找到继发或诱使失眠存在的不良因素，并积极治疗。有关成年人群失眠的治疗，可详见第六章的相关内容。老年人群褪黑素分泌水平下降，常出现睡眠潜伏期延长（即入睡困难），这种情况下可以服用褪黑素，但对睡眠潜伏期改善的程度有限。

存在继发性因素的失眠或伴发性失眠的患者中，焦虑、抑郁与失眠常如影随形。因此，在大多数失眠患者的治疗中，经常能看到抗焦虑、抗抑郁药物的身影。褪黑素在这方面也毫不逊色，研究发现，在氟西汀（常用的抗抑郁药）治疗的基础上，添加长效褪黑素制剂可以明显改善失眠相关的情绪问题。此外，褪黑素还可以治疗由抑郁或双相情感障碍导致的失眠，但现在尚未在临床常规使用。

帕金森病患者在睡眠过程中会出现 REM 期睡眠行为障碍，即出现 REM 期反常性肌张力增高；不宁腿综合征以睡前双下肢不适为主要表现。上述两种疾病都会引起失眠。目前研究发现，褪黑素可以改善 REM 期反常性肌张力增高和不宁腿综合征相关的失眠。

除提高睡眠质量外，褪黑素还可以改善慢性失眠相关的并发症，包括夜间血压升高、糖尿病及代谢综合征。

褪黑素与昼夜节律紊乱

除治疗失眠外，褪黑素的另一个作用是纠正昼夜节律紊乱，有关褪黑素在昼夜节律紊乱中的作用在本章的各节中都有详细叙述。总的来说，褪黑素可用于纠正昼夜节律后移、非 24 小时昼夜节律（如盲人）及不规则的昼夜节律。

褪黑素的安全性

虽然褪黑素是一种生理的内源性激素，但作为外源性补充药品，在使用过程中，要注意使用剂量和使用时间，健康成人使用大剂量褪黑素会出现头痛、日间思睡、血压异常、胃肠道不适、加重斑秃，并抑制自身内源性褪黑素的分泌。褪黑素每日服用剂量超过 10 mg 时，会抑制性激素分泌。因此，处于青春发育期的儿童使用褪黑素更应注意用量和疗程。

小结

褪黑素是由体内合成分泌的昼夜节律调节激素，其分泌水平受年龄、光照强度的影响。

褪黑素的作用不仅仅局限于昼夜节律调节，还广泛参与机体代谢和性激素分泌。

褪黑素通过对睡眠 - 觉醒周期的调控，发挥镇静安眠的作用，目前推荐用于入睡困难的儿童青少年群体，但并不推荐用于成年人群失眠的治疗。

在昼夜节律紊乱治疗方面，褪黑素可用于昼夜节律后移、非 24 小时昼夜节律及不规则的昼夜节律患者。

使用外源性褪黑素会影响机体内源性激素的分泌，因此在服用褪黑素的同时，应注意使用剂量和疗程。

第七节　廉颇老矣，尚能睡否？——老年人的睡眠改变

通常我们认为，随着年龄的增长，睡眠质量会逐渐下降，睡眠时间会逐渐减少。很多老年人感觉上了年纪后睡得不如以前香了，睡觉的时间越来越少，但老年人群又经常被各种慢性疾病困扰，因此很难说老年人主观感受的睡眠差、睡眠时间少是否与各种慢性疾病有关，抑或是生理状态下随年龄变化的正常现象。本节我们聊一聊老年人群的睡眠改变。

老年人群客观睡眠指标的改变

总睡眠时间。总体而言，从儿童到成年，总睡眠时间逐渐减少。一项大规模的健康人群研究显示，男性人群年龄每增长 10 岁，总睡眠时间平均减少 8 分钟；女性人群年龄每增长 10 岁，总睡眠时间平均减少 10 分钟。但在 60 岁之后，总睡眠时间进入"平台期"，不再出现明显变化。

睡眠潜伏期（入睡情况）。睡眠潜伏期随年龄增长逐渐延长，但这种变化趋势比较缓慢。另一项采用数学建模方法的研究发现，从十来岁到二十来岁，睡眠潜伏期逐渐延长；三十来岁到五十来岁，睡眠潜伏期相对稳定；五十岁前后，睡眠潜伏期稳步延长。

睡眠效率和连续性。在儿童青少年阶段，睡眠效率基本维持在相对稳定的水平。成年之后，随着年龄增长，睡眠效率逐渐下降；60 岁之后，睡眠效率随年龄增长缓慢下降。从出生到成年，睡眠连续性逐渐下降，即睡眠中觉醒次数逐渐增加；60 岁之后，睡眠连续性不再出现显著下降。

睡眠结构（睡眠各个阶段的比例）。总体而言，随着年龄增长，浅睡眠（N1 和 N2 期）逐渐增多，深睡眠（N3 期）和 REM 期睡眠逐渐减少；在 60 岁之后的健康人群中，睡眠结构不再发生显著变化。此外，这种变化趋势存在性别差异。随着年龄增长，与男性相比，女性的浅睡眠（N1 和 N2 期）增长和 REM 期睡眠减少更明显，而男性深睡眠（N3 期）减少更明显。

总体而言，尽管上述客观睡眠指标随年龄发生变化，但在 60 岁之后，这些睡眠指标基本维持在稳定水平，不再出现明显的改变。

昼夜节律随年龄的变化趋势

随着年龄增长，昼夜节律的稳定性逐渐降低，主要表现为昼夜节律前移和变化幅度减小。这些昼夜节律变化的主要原因是视交叉上核（即昼夜节律的调节中枢）的老龄化改变。

老年人群睡得早、醒得早，这是昼夜节律前移的典型表现。与昼夜节律同步的其他生理指标（如核心体温低谷、褪黑素及皮质醇分泌节律）均前移，老年人群常常在核心体温最低的时候从睡眠中醒来。

这种年龄相关的昼夜节律前移与老年人群睡眠紊乱有关。**变化幅度减小是老年人群昼夜节律变化的另一特点**，意味着老年人群对外界昼夜节律更替的适应性下降，需要更长的时间来适应外界新的昼夜更替节律，在适应过程中，睡眠紊乱，即白天犯困、晚上睡不着的现象更为严重。

老年人群睡不好的"元凶"有哪些？

尽管睡眠结构、昼夜节律随年龄出现生理性改变，但这些并不是引起老年人群睡眠质量下降的主要原因。合并疾病、用药、潜在睡眠疾病、精神情感问题等综合因素是导致老年人群睡眠质量下降的"幕后黑手"。

合并疾病多、用药复杂。骨质疏松、心脑血管疾病、肺部疾病、胃肠道疾病、代谢性疾病和肿瘤是老年人群常见的合并疾病。上述疾病导致的身心不适会干扰老年人群夜间睡眠，引起日间思睡。用药多、用药杂也会影响老年人群的睡眠质量。此外，老年人群原发或继发的焦虑、抑郁状态常合并失眠，并加重睡眠呼吸暂停。

潜在的睡眠疾病。老年人群睡不好有可能是潜在睡眠疾病的表现，包括失眠、睡眠呼吸暂停、不宁腿综合征、REM 期睡眠行为障碍。一项有趣的研究发现，如果不考虑合并疾病、用药及其他睡眠疾病的影响，健康老年人群发生失眠的概率与健康成年人群相同。

精神情感问题。老年人群的精神情感非常脆弱，疾病的影响、亲人或伴侣的去世、生活环境的改变等都会引起老年人群情感的波动。老年人普遍不善于表达，日常生活中，我们要注意老年人的精神世界，引导他们正确表达出自己的内心感受，及时解开他们心里的"疙瘩"。

小结

　　尽管客观睡眠指标随年龄发生变化，但 60 岁之后，这些指标趋于稳定，不再出现明显改变。

　　昼夜节律前移和对外界昼夜节律更替的适应性降低也是影响老年人群睡眠质量的因素。

　　合并疾病多、用药复杂、潜在的睡眠疾病及精神情感问题是导致老年人群睡眠质量下降的主要原因。

第五章
瞌睡的打更人

露柱与灯笼，休更打瞌睡。

——释原妙《偈颂十二首》

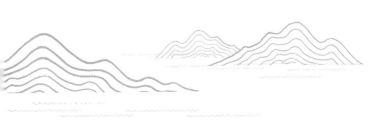

打更类似于上夜班，上夜班的人因为睡眠不足、昼夜颠倒、犯困、打瞌睡是常有的事。

就像世界杯期间，球迷们熬夜看球，啤酒＋烤串是看世界杯的经典组合；晚上欢呼，白天犯困，这是睡眠剥夺后出现的典型表现。

现代社会生活节奏快、压力大，夜生活丰富多彩，工作之余放松一下都在情理之中。于是"夜晚"从传统意义上的休息时间逐渐转变为休闲娱乐的时间，但如果因为娱乐影响正常的睡眠就得不偿失了。"晚上不睡，白天不醒"，长期睡眠剥夺、白天犯困会引起一系列的不良连锁反应。

本章我们谈谈白天犯困的问题。

第一节　一个新概念——日间思睡

犯困或劳累的感觉谁都有过，但是如果这种感觉影响了日常工作、生活，就可能是疾病状态。国际上对病理性的白天犯困有明确的定义：如果无法在白天保持清醒，而且会出现难以控制的入睡，这种状态持续至少 3 个月，称为"日间思睡"。

困了还是累了？

大多数人在犯困的时候都会感觉疲乏，因此很多人会误认为日间思睡只是主观感觉疲劳，睡一会就好了。其实疲劳是一个更为广泛且主观的概念，主要是指个人感觉无力（即无法正常开始从事某一事情或活动）、身体劳累（即活动的维持能力差）、精神疲惫（难以集中注意力、记忆力减退、情绪不稳定）。实际情况下，疲劳的临床表现比日间思睡更复杂，涉及身体、心理各个层面的症状，而在日间思睡的患者中，疲劳也是常见的主要症状之一。因此，疲劳与日间思睡是相生相伴的一对"兄弟症状"。

生理性犯困或疲劳在短暂的休息或睡眠之后会得到缓解，可以继续从事活动或工作，而日间思睡在休息或睡眠之后其犯困或疲劳的症状并未得到明显改善，甚至有的患者觉得越睡越累，越累越睡，陷入一种无尽的循环之中。

什么是睡眠不足？

日间思睡的原因可归结为四大类：夜间睡眠不足、存在睡眠障碍类疾病、身心疾病所致、药物所致。

晚上睡不够或者睡不好，就会导致白天犯困，这是大家都知道的常识。"睡眠不足"这一定义包括了两个方面的含义：睡眠量（时间）的下降和睡眠质（睡眠片段化）的下降。睡眠的生理意义是促进机体的修复，并维持白天正常的生理和社会功能；从细胞分子层面讲，良好的睡眠可以及时清除体内的代谢物，完成细胞更新换代。

很难确切地说某个体睡多长时间是合适的：有的人只睡 4 个小时就能保持白天精力充沛，而有的人需要睡 10 个小时才能达到其基本睡眠需求。正常生理情况下，自然醒来状态是合适的睡眠时间。

根据美国睡眠医学会和睡眠研究学会建议，**不同年龄阶段人群推荐不同的睡眠时间**。0~3 个月的婴儿推荐 14~17 小时的睡眠，4~11 个月的婴儿推荐 12~15 小时的睡眠，1~2 岁的婴幼儿推荐 11~14 小时的睡眠，3~5 岁的儿童推荐 10~13 小时的睡眠，6~13 岁的儿童青少年推荐 9~11 小时的睡眠，14~17 岁的青少年推荐 8~10 小时的睡眠，18 岁以上的成年人（包括老年人）推荐 7~9 小时的睡眠。

如何判断自己是否处于睡眠不足？

首先，睡眠不足的人群在白天都会出现相应症状，即白天犯困及其导致的认知行为和社会功能问题。其次，睡眠不足的人群睡眠时间短于推荐睡眠时间；但在没有外界干扰的情况下（如休息日）可以达到推荐睡眠时间，白天犯困及相关认知行为症状也会出现改善。上述两点是睡眠不足的核心判定标准，此外还要求睡眠不足的状态至少持续 3 个月，而且不能存在其他的睡眠障碍类疾病。

很多朋友会将失眠误认为是睡眠不足，两者的相似之处在于都存在睡眠时间缩短，但失眠更倾向于"主观"的睡眠不足。也就是说，失眠患者处于合适的睡眠环境，也没有限制其睡眠时间的条件，但主观上睡不着、睡不好；而睡眠不足的人群存在各种影响睡眠的客观条件，如睡眠环境不合适、因为工作或上学必须早起，如果这些条件消失，是可以恢复正常睡眠的。

引起白天犯困的睡眠疾病都有哪些？

前几章向大家介绍了多种睡眠疾病，这些睡眠疾病都会引起白天犯困，包括失眠、阻塞性睡眠呼吸暂停低通气综合征、不宁腿综合征、REM 期睡眠行为障碍、昼夜节律紊乱等。白天犯困、精力差往往是上述疾病的主要症状，通过详细地询问病史、主观的量表问卷评估及客观的多导睡眠监测，临床医生可以逐一鉴别上述疾病。

本章将向大家介绍另一类引起白天犯困的睡眠疾病——中枢性嗜睡疾病。这类疾病的病变在脑，常规的神经系统查体、头颅影像学检查并不能发现端倪，但患者白天犯困程度很严重，通过量表评价发现这类患者的犯困程度比其他睡眠疾病（如失眠、睡眠呼吸暂停）更为显著，并影响患者的日常生活和社会功能。

临床上原发性中枢性嗜睡疾病主要包括发作性睡病、Kleine-Levin 综合征和特发性嗜睡，我们将在本章的后面几节介绍这三种疾病。

身心疾病、药物与白天犯困

在很多内科疾病中，白天犯困和疲劳往往作为非特异性的伴随症状出现，神经系统疾病（如脑梗死、癫痫、多发性硬化、神经系统感染）、心血管疾病（如心力衰竭）、呼吸系统疾病（如慢性阻塞性肺病）、血液系统疾病（如缺铁性贫血、血小板减少症）、类风湿关节炎、恶性肿瘤都会伴发白天犯困的表现。这些疾病会影响夜间睡眠质量，或引起其他睡眠疾病（如睡眠呼吸暂停），最终导致白天犯困。

精神障碍（如焦虑、抑郁、精神分裂症等）、药物（如苯二氮䓬类安眠药、抗组胺药、镇静类药物、抗精神病药物）、酒精滥用以及兴奋剂戒断也会出现白天犯困的症状。

白天犯困需要做哪些检查？

就诊于睡眠专科门诊的白天犯困患者，在经过询问病史、体格检查之后，需从主观和客观两个方面评价嗜睡程度。主观嗜睡程度即患者嗜睡的主观感受程度，可通过 Epworth 嗜睡量表评分进行评价；客观嗜睡程度则需借助睡眠电生理检查，即多次睡眠潜伏期试验（MSLT）或清醒维持测验（MWT）。MSLT 在临床上应用较广泛。

MSLT 在整夜多导睡眠监测的第二天早 8：00 开始进行，患者仍佩戴多导睡眠监测的脑电电极、口鼻气流传感器、胸腹带及下肢肌电，每 2 小时测试 1 次，共进行 5 次日间短暂睡眠尝试，每次短暂睡眠持续 20 分钟，无论患者是否睡着，20 分钟之后均要醒来，之后随意活动，直到下次短暂睡眠开始。每次短暂睡眠都会记录睡眠潜伏期，最后计算 5 次短暂睡眠的平均睡眠潜伏期。MSLT 广泛用于日间思睡的诊断和鉴别诊断。

小结

"日间思睡"描述的是一种病理状态的白天犯困，主要表现为白天出现不可控制的入睡，短暂休息并不能缓解犯困，并影响其认知行为和社会功能。

日间思睡的病因包括睡眠不足、睡眠障碍类疾病、身心疾病和药物。

很难确切定义某个体需要的睡眠时间，如果影响了白天的认知行为和社会功能，说明睡眠时间或睡眠质量有问题，需要及时就诊。

日间思睡的常用客观检查为多次小睡睡眠潜伏时间试验，可以描述患者的平均睡眠潜伏期。

第二节　孩子为什么老是睡不醒？——发作性睡病

很多小孩儿都会出现白天偷懒、打盹、睡不醒的情况，家长觉得孩子缺觉，是一种生理现象。但有些孩子白天犯困比较"特殊"：上课下课都会睡着，睡一会儿就醒，醒了之后还会睡，一天要睡好多次，放学回家也睡。这种频繁的白天入睡可能指向一种中枢性嗜睡疾病——发作性睡病。

什么是发作性睡病？

发作性睡病，即发作性出现入睡，其入睡速度可谓"秒睡"，不分场合，在吃饭、运动时说睡就睡，难以控制。除此之外，大多数发作性睡病患者在高兴或生气时会出现周身肌肉发软，如双腿无力站不稳、双上肢无力拿不住东西、颈部无力频繁点头、面部肌肉无力哭笑不得，但此时患者的意识是清楚的，这种症状称为"猝倒"。上述两个症状是发作性睡病的典型表现。临床上发作性睡病分为1型和2型两种类型，以1型最为常见。

谈到发作性睡病，就不得不提及脑内另一个重要的内源性激素——下丘脑分泌素（又称食欲素）。下丘脑分泌素是由位于下丘脑中一簇称为"下丘脑分泌素神经元"的细胞分泌产生的内源性物质，下丘脑分泌素的作用非常广泛，参与摄食、代谢、情感、认知、行为、睡眠－觉醒周期的调节（图5-1）。1型发作性睡病是由于下丘脑分泌素神经元凋亡坏死，导致下丘脑分泌素不足，进而出现的日间思睡、猝倒等症状。

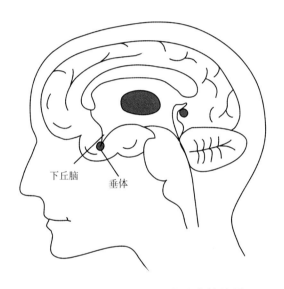

图 5-1 下丘脑及垂体在脑中的位置

　　什么原因导致的下丘脑分泌素神经元凋亡坏死？目前主流观点认为，由于甲型 H1N1 流感病毒感染，导致体内产生了针对下丘脑分泌素神经元的特异性免疫反应。但并不是所有感染 H1N1 流感病毒的人都会出现发作性睡病，携带 *HLA DQB1 06：02* 基因的个体在感染 H1N1 流感病毒后出现发作性睡病的风险很高。目前认为，发作性睡病的出现是由内因（携带 *HLA DQB1 06：02* 危险基因）和外因（H1N1流感病毒感染或其他原因）共同作用的结果。

发作性睡病都有哪些表现？

日间思睡。日间思睡是发作性睡病患者的主要表现，也是大多数患者就诊的原因。这种犯困嗜睡是不可控制的，困意来临，说睡就睡，一般睡 10～20 分钟就会醒来，醒来后自觉精力充沛，就像刚刚充满电一样，但没过多长时间又会再次出现犯困嗜睡。患者每日沉浸在这种"睡－醒－睡"的循环之中，严重影响其生活质量和社会功能。

猝倒发作。发作性睡病患者在情绪激动（高兴或生气）时会出现全身肌肉无力，最常累及的为下肢肌肉，即在情绪激动时双下肢突然无力发软，严重时会摔倒，这种情况一般持续数秒至数分钟，之后会逐渐缓解。除双下肢外，上肢、颈部、面部肌肉也会受累，表现为上肢突然拿不住东西、频繁点头（颈部肌肉不足以支撑头颅重量）。值得一提的是，儿童青少年 1 型发作性睡病患者猝倒发作常累及面部肌肉，患儿本该做出高兴的表情，但面部就像僵住一样，没有表情，还会伴有吐舌头，家长看来以为孩子高兴时在做鬼脸，实际上这种现象称为"猝倒面容"。

幻觉。大多数发作性睡病患者起初并不认为自己出现幻觉，经仔细询问后承认在快要睡着或将要醒来的时候，会看见不存在的事物、听见有人在说话甚至感觉有人在触摸自己。这种幻觉首先与睡眠有关，其次幻觉的内容并不是特别恐怖或离谱，一般看见或听见的都是自己熟悉的人或事物。因为幻觉出现与睡眠有关，因此患者常常误认为自己在做梦。

睡眠瘫痪。俗称"鬼压床"，就是在睡眠过程中突然醒来后发现全身不能动弹，甚至连话也说不出来、手指也不能动，但意识是清晰的，这时如果有其他人推一下或叫醒患者，"鬼压床"现象立即缓解。这种现象在健康人群中也会出现，是因为此时正处于 REM 期，REM 期的特点是全身肌肉失去张力，因为梦多出现在 REM 期，为了防止肌肉随梦境活动，在 REM 期肌肉张力被抑制，任凭"梦境万马奔腾，我自岿然不动"，是机体自我保护的一种现象。但在发作性睡病患者中发生比较频繁。大多数人第一次经历"鬼压床"时都不知所措，惊恐万分，甚至有的人还有"濒死感"，因此民间给这种现象起了一个听起来很可怕的名字。其实了解"鬼压床"的具体原因之后，便不会再那么害怕了。

夜间睡眠紊乱。有的朋友可能会想，发作性睡病患者白天睡那么多，晚上还能不能睡着。其实大多数发作性睡病患者上床后也会出现"秒睡"的现象，但是夜间会频繁醒来、做噩梦，醒了之后很难再次睡着，这种现象称为"夜间睡眠紊乱"，在儿童青少年患者中尤为显著。以前认为夜间睡眠紊乱不是发作性睡病的典型症状，但随着临床观察的深入，目前认为，除上述四大表现外，夜间睡眠紊乱应该作为发作性睡病的第五大临床表现。

除上述五种睡眠症状外，我在临床实践中还观察到发作性睡病的其他非睡眠症状，而这些非睡眠症状往往会成为困扰患者的问题。

体重增加，暴饮暴食。部分儿童青少年发作性睡病患者在发病初期并没有日间思睡或猝倒表现，反而表现出体重迅速增加，饮食规律也发生改变。家长认为孩子在长身体，需要多吃，其实这可能是下丘脑分泌素缺失的早期表现。研究发现，发作性睡病患者体重迅速增加的原因包括基础代谢率下降和饮食频次增加；进一步观察发现，患者的总饮食量下降，孩子不好好吃饭，反而喜欢吃各种高热量的零食，这些是下丘脑分泌素缺失后导致个体的行为控制能力下降，出现饮食冲动所致。

脾气性格改变。有些儿童青少年发作性睡病患者家长反映，孩子在某一阶段突然变了个人，脾气古怪，不合群，也不再跟小伙伴们快乐地玩耍，而且行为上变得容易冲动、易激惹，一言不合就大打出手。其实这并非孩子自身的问题，而是由于下丘脑分泌素缺失后个体对自身的"抑制力"下降，出现冲动倾向。而这一阶段的患儿也容易出现抑郁症状，对事物不感兴趣，觉得自己孤立无援。我在临床研究中发现，日间思睡、睡眠相关的幻觉也与患者的抑郁症状有关。

发作性睡病好发于哪个年龄段？

我国发作性睡病好发于两个年龄段，即儿童青少年阶段（5~10岁）和年轻成人阶段（18~30岁），尤其**以儿童青少年阶段发病的患者居多**。儿童青少年处于身心发育的关键时期，白天犯困、体重增长、饮食行为改变是这个阶段的特点，而发作性睡病患者在发病初期也会出现上述表现，因此容易被家长忽视。我在临床实践中发现，多数发作性睡病患儿在发病初期往往未被重视，家长以为孩子贪吃贪睡、突然变胖是生长发育的表现，之后因为上课睡着、学习成绩下降或与同学关系不好被频繁请家长，才逐渐重视起来。

相比于儿童青少年患者，成人发作性睡病患者对自身临床症状的出现更为敏感，往往会因日间思睡影响认知行为和社会功能而及时到医院就诊。

确诊发作性睡病需要做哪些检查？

按照发病机制不同，发作性睡病分为 1 型和 2 型两种类型，其中 1 型为下丘脑分泌素缺失，患者出现日间思睡和猝倒发作；2 型下丘脑分泌素处于正常水平范围内，患者出现日间思睡，绝大多数情况下无猝倒发作。1 型发病率明显高于 2 型。

临床上确诊发作性睡病最常用的手段为睡眠电生理检查，即第一夜多导睡眠监测 + 第二日白天多次小睡睡眠潜伏时间试验，通过检测平均睡眠潜伏期等客观睡眠指标对疾病进行诊断。

有些患者临床症状较典型，但睡眠电生理检查并未发现发作性睡病的阳性指标，此时可借助其他生物学化验指标进行诊断，即通过外周血检测患者是否携带有 *HLADQB106：02* 危险基因。此外，腰椎穿刺术留取脑脊液，测定脑脊液中下丘脑分泌素水平是否降低可以明显提高 1 型发作性睡病诊断的准确率。

何为腰椎穿刺术？顾名思义，就是从腰椎骨之间的缝隙处进针穿刺，留取脑脊液标本化验（图5-2）。正常生理情况下，人体的脑和脊髓是"浸泡"在脑脊液之中的，脑脊液是由脑内静脉分泌的无色透明液体，流经整个脑和脊髓，最终再次汇入脑内静脉，完成脑脊液循环。健康人脑脊液是无色透明的，其内含有多种内源性激素、代谢物质，脑脊液循环的主要意义是协助脑和脊髓清除代谢物。腰椎穿刺脑脊液化验主要用于神经系统疾病的诊断，也可用于神经系统疾病的治疗。

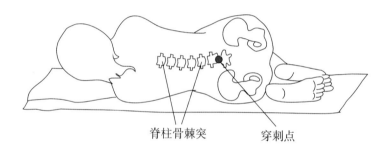

脊柱骨棘突　　　　穿刺点

图5-2　腰椎穿刺示意图

得了发作性睡病吃什么药？

目前对发作性睡病的治疗主要为对症治疗，即促觉醒和抗猝倒发作。临床上使用的促觉醒药物主要为精神兴奋剂，如盐酸哌甲酯，推荐发作性睡病患者服用该药物的宗旨是"按需服用"，即有重要场合需要保持清醒时再服用，因为此药物的代谢很快，更为重要的是，如果长期连续服用该药物，其对发作性睡病的促觉醒作用将逐渐减弱甚至消失。

是否需要服用抗猝倒药可视猝倒对患者工作、生活的影响而定，大多数 1 型发作性睡病患者对猝倒已有经验，有预感猝倒将要发作时，会事先做好保护措施。如果猝倒对患者工作、生活影响较为明显，可以服用抗猝倒药。最传统的抗猝倒药为经典的三环类抗抑郁药物——氯米帕明，抗猝倒用量远远小于抗抑郁用量。除此药以外，其他抗抑郁药物，如文拉法辛也可用于抗猝倒治疗。抗猝倒药物的使用必须遵医嘱，切不可擅自停药，我曾见过擅自停用抗猝倒药物后出现"猝倒持续状态"的发作性睡病患者，即猝倒持续不能缓解的情况，出现下肢持续性瘫软无力，不能站立。

目前有很多针对发作性睡病的新型治疗药物已上市或正在研制之中，未来有可能针对该病的病因，即下丘脑分泌素缺失，进行精准的替代治疗。

除了吃药，还能做什么？

对于发作性睡病患者，除了吃药，还需要注意其他事项。首先，患者要明白自己白天犯困、爱睡觉是疾病所致，并不是懒惰、没有上进心；脾气性格的改变、贪吃及睡眠相关幻觉的出现都与疾病有关，并非自身的其他问题。我曾询问过很多发作性睡病患者，他们对自己白天犯困、爱睡觉、体重增加、行为改变等情况表示疑惑不解，在周围人看来他们是一个"懒人"，因为大众对发作性睡病这种疾病不甚了解，才造成了各种误解，而患者需要家人和周围人的理解和支持。

其次，患者应明白，发作性睡病的日间思睡程度并不是一成不变的，大多数患者随年龄增长，思睡程度会逐渐减弱，因此该病具有一定的自限性倾向。针对疾病的特点，养成适合自己的生活作息规律对纠正日间思睡有一定的效果，比如适当的午休、坚持体育锻炼、减少高热量食物（如油炸食品）的摄入。针对发作性睡病的治疗，一部分功在服药，一部分功在自身调养。

发作性睡病会遗传吗？

发作性睡病本身不会遗传，但其危险基因，即 *HLA DQB1 06:02* 会遗传给子代，而携带该基因的个体在感染 H1N1 流感病毒后，出现发作性睡病的概率比普通人高。

此外，我在临床实践中也发现，有一部分儿童青少年患者，在受到惊吓或刺激后会出现类似症状，完善检查后诊断为发作性睡病，惊吓导致发作性睡病的具体原因还不十分明确。但至少从实际生活方面，特别是针对儿童青少年，预防甲型流感、防止过度惊吓，可以降低罹患发作性睡病的概率。

小结

出现不可控制的日间犯困、"秒睡"现象是发作性睡病的典型症状之一。

睡眠相关幻觉、"鬼压床"、夜间睡眠紊乱、脾气性格改变、体重增长和饮食规律变化也是发作性睡病患者的临床表现。

夜间多导睡眠监测和第二日多次小睡睡眠潜伏时间试验是诊断发作性睡病常用的睡眠电生理检查手段。留取外周血检测危险基因、腰椎穿刺术留取脑脊液测下丘脑分泌素水平可以大大提高发作性睡病的检出率。

发作性睡病的药物治疗主要是促觉醒药物和抗猝倒药物，此类药物需遵医嘱服用，不可擅自使用或停用。

除药物治疗外，患者教育、周围人的理解支持及自身调养也是发作性睡病治疗中不可忽视的部分。

第三节 我变成了另外一个"我"
——睡美人综合征

睡美人综合征，医学上称为"周期性嗜睡"，另有一个英文名字，叫"Kleine-Levin 综合征"，以反复发作的严重嗜睡为主要表现，每次嗜睡发作的持续时间不等，之后嗜睡逐渐缓解，一切恢复正常。间隔一段时间后，嗜睡会再次出现。与上一节介绍的发作性睡病不同，周期性嗜睡的另一个特点是出现严重的精神行为紊乱，干扰患者对自身和周围世界的判断。

病因不明

周期性嗜睡属于罕见病，目前病因和发病机制还不十分明确。从现有的病例分布上看，该病似乎更多见于德系犹太人，且存在家族遗传的倾向。很多读者朋友会有这样的问题，既然这个病有个英文名称，是不是说只有外国人会得，咱们中国人不会得？随着认识的不断深入，周期性嗜睡在我国人群中也逐渐被发现和诊断。因此该病并不存在绝对的"人种"倾向性。此外，上呼吸道感染、饮酒、睡眠剥夺、头部外伤、精神心理压力等是周期性嗜睡发病的诱因。

节律性嗜睡发作

与发作性睡病不同，周期性嗜睡表现为有规律的嗜睡发作，即一段时间内睡眠需求骤然增加，不分场合睡觉，可以被叫醒，但会生气、不高兴，上厕所、吃饭时会醒来。嗜睡的持续时间因人而异，从数天到数月，甚至也有病例报道持续数年。在嗜睡发作期间，患者就像吃了毒苹果的白雪公主，每天主要的"活动"就是睡觉，不论白天黑夜，都睡得很香。

嗜睡发作期快结束时，患者的睡眠需求逐渐减少，有时会出现短暂失眠，之后一切恢复正常，像被重启的电脑一样，继续以前正常的工作和生活，等待下一次嗜睡发作的到来。

脑子也不好使了

在嗜睡发作期还会出现认知功能障碍，难以讲话、阅读，说话含糊、连续性差，语速减慢；大脑整体运行速度下降，记忆力减退，对周围事物的反应迟钝，仿佛置身于云里雾里一般。

我在哪？我还是"我"吗？

在嗜睡发作期，患者会对周围环境、事物感到陌生，对自身的感觉产生怀疑，医学上称这种状态为"现实解体"，感受到的世界和真实所处的世界不一样，甚至对自身的存在产生怀疑。这种感觉解体的现象见于大多数精神类疾病患者，如精神分裂症。此外，患者还会出现视听幻觉和偏执性妄想，固执地认为别人会伤害自己，这使得患者看上去更像是精神病发作。

感觉像是变了一个人

处在症状发作期的患者脾气性格与之前截然不同，最显著的变化是对一切漠然：患者对所有的活动都缺乏动力，不注重个人形象和个人卫生，无视家人、朋友的存在。加上每天都在睡觉，旁人看来患者变得又懒又不爱搭理人，还时不时发脾气，就像变了一个人。

"放飞自我"

健康人对行为活动都有一定的自我约束能力，对于处在发作期的周期性嗜睡患者，这种约束力似乎消失。患者会大量进食，无论是否符合饮食偏好，四处找寻可以吃的食物，嘴里塞满食物也能睡着。当然也有一些患者在发作期进食量下降。

不恰当的性行为和性欲亢进是另一种常见的"放飞自我"表现。无论男女，涉及言语、行为方面，如污言秽语、触摸他人、暴露生殖器等。这些"放飞自我"的行为其实是患者在症状发作期的一种"脱抑制"表现。

与月经相关

一些周期性嗜睡患者的嗜睡发作与月经有关，嗜睡通常出现在经期前或经期间，也会出现脾气性格改变和脱抑制行为，但嗜睡发作的持续时间较短，且认知功能障碍不是特别明显。目前认为这种与月经相关的发作性嗜睡可能是周期性嗜睡的一个类型。

发作间期一切正常

当嗜睡发作结束后，患者一切恢复如初，包括认知功能、脾气性格和精神行为，又变回了原来的自己。有些患者可以回忆症状发作时的感受：尽管看上去每天都在睡觉，其实患者自身的感觉非常痛苦，想尽快结束那种状态。

自然病程

总体而言，周期性嗜睡的发作频率和程度会逐渐降低，直到发作性症状彻底消退。病程时间从数月到数十年不等。但患者或多或少会存在一些认知功能（如注意力下降、记忆力减退）和精神情绪方面（如抑郁、焦虑）的问题。

如何诊断？怎么治疗？

周期性嗜睡的诊断主要依靠临床表现，即发作性的嗜睡伴随认知、情感、精神行为的异常，发作间期一切正常。对该病的治疗目前缺乏强有力的临床证据，主要治疗是支持性的，即症状发作时做好支持性工作，给予患者安全、熟悉的睡眠环境，避免其自伤和伤人。对于发作期长或伴发的精神行为问题，需要在专业医生的指导下进行药物治疗。

小结

周期性嗜睡是以发作性睡眠需求增加，同时伴有认知功能障碍、情绪和精神行为异常的发作性疾病。在发作间期，患者一切正常。

每次嗜睡发作的持续时间不等，从数天到数月，甚至有长达数年的报道。

治疗的重点是发作期的支持和教育，药物治疗需要在专业医生指导下进行。

第四节　睡就睡他个天翻地覆——特发性嗜睡

30 年前，一部电视剧《过把瘾》火遍了大江南北，至今人们对主人公方言和杜梅还保留着深刻的印象，这部电视剧的片头曲也成了一首脍炙人口的歌曲。我到现在还记得里面有一句词唱着"爱就爱他个天翻地覆"，可见爱得多么轰轰烈烈、多么惊天动地。这使我想起来一个疾病——特发性嗜睡，这个病的特点就像标题中写的那样，能睡个天翻地覆、睡到地老天荒；而所谓"特发性"就意味着病因不明。

能一直睡

喜欢喝酒的朋友肯定很佩服和羡慕那些能一直喝的人，千杯不醉。特发性嗜睡也是这样，能一直睡，24 小时内总睡眠时间和夜间睡眠时间延长，患者无法在白天保持清醒的状态，且无论白天睡多长时间，都不会影响夜间睡眠。但如此长的睡眠时间仍不能使其恢复精力，即便被叫醒，患者还是会感觉疲乏、无精打采，需要继续入睡。

此外，特发性嗜睡患者的睡眠惯性很大，也就是说很难从睡眠状态中醒来，用比较形象的说法，睡眠"黏滞性"较大。正因如此，有些患者在醒来的时候意识恍惚，看上去似睡非睡，会做出一些怪异的行为举动，医学上称这种状态为"自动行为"。

与发作性睡病相似，特发性嗜睡患者还会出现一些其他的症状，如睡眠瘫痪（俗称"鬼压床"）、睡眠相关幻觉。但这些症状并不是特发性嗜睡的特点。

诊断较难

诊断特发性嗜睡比较困难，因为该病除"一直睡"以外，并没有其他特征性的临床表现。而客观的辅助检查也并不能准确地将特发性嗜睡与其他原因导致的日间思睡（如发作性睡病、周期性嗜睡、睡眠呼吸暂停等）区别开。尽管如此，夜间多导睡眠监测和第二天多次小睡睡眠潜伏时间试验在特发性嗜睡的诊断中是非常必要的。必要时，在此基础上还需要进行 24 小时或 32 小时的连续睡眠监测，目的是明确患者在连续睡眠监测期间究竟有多长时间处于睡眠状态，以协助诊断和排除诊断。

总体来讲，目前特发性嗜睡为排除性诊断，即通过临床表现、睡眠监测排除其他引起日间思睡的疾病后，再考虑是否为特发性嗜睡。

有些精神类疾病，如抑郁症、双相情感障碍、心境恶劣等，也会出现日间思睡；而日间思睡会伴有情绪和精神行为的症状，这就使得在特发性嗜睡的诊断中绕不开精神类疾病的甄别，必要时需要精神科医生参与评价或尝试性使用精神类药物。

治疗有药

鉴于疾病嗜睡的特点，有计划的小憩并不能缓解特发性嗜睡患者的困倦、乏力，非药物治疗效果不甚显著。目前用于治疗特发性嗜睡的药物包括莫达非尼、盐酸哌甲酯、羟丁酸盐等，这些药物均具有精神活性，因此必须在专业医生的指导下服用。

大多数患者的嗜睡症状会趋于稳定，少部分患者会逐渐改善缓解。药物治疗会改善特发性嗜睡患者的日间思睡。

小结

特发性嗜睡是一种罕见的中枢性嗜睡疾病，病因不明，通常见于青少年和年轻成人，主要表现为以睡眠时间长、不能恢复精力、睡眠惯性增加为特点的日间思睡。

特发性嗜睡为排除性诊断，需要结合临床表现、客观的睡眠监测综合诊断。

药物治疗对缓解特发性嗜睡的症状有一定作用。

第五节　先有鸡还是先有蛋？
——日间思睡的精神症状

很多朋友都有这样的经历：晚上睡不好，第二天白天犯困，气不顺，瞅谁都不顺眼。这是很常见的日间思睡相关情绪改变。在临床上，日间思睡和精神症状之间的关系就像鸡和蛋的关系，说不清孰先孰后。有些抑郁症患者除了有心情低落的表现外，初期还有白天犯困、疲乏的表现；而有些儿童发作性睡病患者脾气性格改变非常明显，老师、家长误认为孩子受到了刺激，可能存在精神问题。越来越多的研究表明，日间思睡和精神症状相互影响，互为因果。

精神症状都有哪些？

精神症状的产生大多围绕人类高级功能，主要包括认知功能障碍（如记忆力下降、注意力涣散、幻觉、反应迟钝等）、情感情绪障碍（如情绪低落、易激惹等）、意志障碍（如积极性下降、狂妄自大等）、行为障碍（如行为古怪、刻板等）。

各种精神症状之间并非孤立，往往"组团式"出现，如抑郁症会出现情感（情绪低落）、认知功能（反应迟钝）和行为（活动能力下降）三个方面的问题。精神症状的出现往往反映大脑结构和功能方面的问题，对精神症状的识别是精神疾病诊断的首要任务。

日间思睡与精神症状

日间思睡是某些抑郁症、心境障碍、双相情感障碍、季节性情感障碍等精神疾病患者的首要表现。此外，合并日间思睡会使精神疾病患者对药物治疗的依从性下降，增加症状的复发率，甚至升高自杀的风险。

以抑郁症为例，一项研究发现，在抑郁症人群中，合并日间思睡的比例从 8.9%（儿童青少年人群）到 75.8%（年轻成年人群）不等。女性抑郁症患者更容易合并日间思睡。

发作性睡病属于日间思睡疾病，临床观察发现，发作性睡病患者可合并多种精神症状，包括情感情绪障碍、注意缺陷 / 多动障碍、进食障碍及精神错乱。另有研究表明，在接受精神兴奋剂和抗猝倒药物治疗后，发作性睡病患者抑郁症状的出现率有所提高。

此外，精神症状会干扰日间思睡疾病的诊断。周期性嗜睡在发作期会出现很多精神症状，患者很容易被误诊为精神疾病，在经过一系列检查、药物治疗后，最后才可能就诊于睡眠专科门诊。

下面以发作性睡病为例，介绍日间思睡的精神症状。

猝倒发作与情感抑制

由于发作性睡病的猝倒发作与情绪有关，因此患者往往会下意识地控制自身情绪（如不敢大笑），以避免猝倒发生。长此以往，就会造成患者主观上对情绪表达产生"抑制"作用。研究发现，发作性睡病患者对正性和中性情绪刺激的反应能力下降，即表达自身喜悦、兴奋的能力减弱，对内心情感的专注度和倾诉 / 发泄欲望下降。这种对情绪表达的"抑制"作用与患者大脑功能网络异常有关。

对诱导猝倒发作的情绪采取的"抑制"措施会影响患者的情绪表达能力，有可能导致继发性"情感失认症"，即患者感受不到任何情绪，失去了对情绪的感知和表达能力。但这并不意味着患者冷血或不友善，只是其大脑内对情绪感知和表达的通路被"抑制"。

精神睡眠活动与清醒梦

精神睡眠活动，即睡眠过程中产生的精神活动，可以在醒后以梦的形式进行回溯。功能神经影像学分析显示，精神睡眠活动与脑内边缘系统中的海马 – 杏仁核结构体有关：一些稀奇古怪的梦与左侧杏仁核和右侧海马的体积呈负相关，与右侧杏仁核内部结构的整合呈正相关。从神经化学角度讲，发作性睡病患者脑内多巴胺水平的变化可以影响其精神睡眠活动。

发作性睡病患者会做一些稀奇古怪甚至恐怖的梦，惊醒后能够清楚地回忆梦的内容，即"梦魇"。这种精神睡眠活动与患者脑内边缘系统（从进化角度讲，边缘系统属于大脑中较为古老的结构，参与机体内在情感、动机和本能的调控）结构功能异常和多巴胺水平变化有关。与健康人群相比，发作性睡病患者更容易将梦境中的内容与现实相混淆。而"清醒梦"的出现（即患者在睡眠中保持意识清醒，能够觉察到自己在做梦，并将梦继续下去），可以使患者更好地"修饰"梦的内容，以抵消梦魇造成的不良影响。因此，从这个角度讲，"清醒梦"是发作性睡病患者针对梦魇采取的自身"心灵治愈"方式。

小结

日间思睡与精神症状互相影响，对疾病的诊断和治疗造成影响。

日间思睡合并精神症状提示患者大脑的结构和功能存在改变，并不一定说明患有精神疾病。

第六节　促醒药物知多少

无论何种日间思睡疾病，治疗的首要是保证白天清醒、不能犯困。我们把治疗日间思睡的药物统称为"促醒药"。严格来说，促醒药的作用应该包括两方面：提高清醒程度和降低犯困程度。提高清醒程度的促醒药都具有精神活性，也称为神经兴奋剂；降低犯困程度的促醒药各不相同，形形色色。

提高清醒程度的神经兴奋剂

调查研究显示，在接受神经兴奋剂治疗的日间思睡人群中，约50%的患者会主动减少用量甚至选择停药。因为神经兴奋剂是典型的"双刃剑"，小剂量应用可以使人保持兴奋、警醒状态，提高工作效率，有效控制日间思睡；大剂量应用则会成瘾，出现精神症状。目前用于治疗日间思睡的神经兴奋剂包括以下几种。

莫达非尼。莫达非尼在 1992 年被法国政府批准用于日间思睡的治疗，1998 年美国政府批准莫达非尼用于发作性睡病患者、倒班工作人群和睡眠呼吸暂停患者日间思睡的治疗。莫达非尼的不良反应发生率不是很高，具体表现包括头痛、恶心、口干、食欲不振。

哌甲酯。哌甲酯有一个"亲戚"，大家应该很熟悉，叫安非他命（别名苯丙胺）。早在 1935 年，安非他命就被用于发作性睡病的治疗。此后，在 1959 年，哌甲酯被用于发作性睡病的治疗。目前哌甲酯也是我国治疗发作性睡病最常见的药物。哌甲酯的不良反应与莫达非尼类似，包括头痛、恶心、食欲不振，有些患者首次服用之后能全天保持高度清醒，工作效率迅速提高，还不觉得累，到了晚上会失眠，睡不着觉。也有报道服用哌甲酯之后会出现精神症状。

羟丁酸钠。羟丁酸钠的使用比较奇特，因为在体内代谢较快，需要分别在晚上临睡前和凌晨两个时间点服用，但是其治疗日间思睡和猝倒发作的效果很显著。目前在欧洲和加拿大被批准用于发作性睡病的治疗。但该药的成瘾性极强，而且对呼吸存在抑制作用，且费用极高（有数据统计，每年的治疗费用平均为 143 604 美元），尽管效果显著，但应用极为受限。

替洛利生。属于新兴的神经兴奋剂，可同时治疗发作性睡病的日间思睡和猝倒发作，且药物耐受度优于莫达非尼。尽管该药对心脏电活动存在影响，但有望成为未来治疗发作性睡病的"主力"。

索林非妥。被美国食品药品监督管理局（FDA）批准用于发作性睡病和睡眠呼吸暂停患者日间思睡的治疗，但是会升高血压、加快心率，而且与抗抑郁药之间存在相互作用。

意想不到的促醒药

还有一类促醒药，其作用为降低白天犯困程度，虽然这类药物来自不同的家族，但它们都有一个共同的目标：不让你白天打瞌睡。

氟马西尼。在急诊科，氟马西尼是一种解毒剂，用于苯二氮䓬类安眠药（如艾司唑仑）中毒。比如一次性服用大量苯二氮䓬类安眠药，送到了急诊科，就可以使用氟马西尼解毒。此外，氟马西尼还能解酒，用于急性酒精中毒的患者。但让人意想不到的是，氟马西尼还能用于日间思睡的治疗，一项小规模的临床研究显示，大约64%的原发性嗜睡患者在使用氟马西尼治疗后，思睡程度分值平均下降了5分。另有数据表明，女性、睡眠惰性较强的日间思睡患者更青睐于接受氟马西尼治疗。

克拉霉素。没错，这是一个很惊人的消息，确实是克拉霉素，一种常用的消炎药，也能治疗日间思睡。克拉霉素是一种广泛应用的抗生素，对呼吸道、皮肤、尿道感染均有一定的疗效，而且也可用于消化性溃疡幽门螺杆菌的根除治疗。但是味道极差，吃到嘴里感觉又干又苦，而且苦味可在嘴里保持很久。原发性嗜睡的治疗是一个"老大难"问题，另一项临床研究显示，有64%的原发性嗜睡患者在接受克拉霉素治疗后日间思睡程度得到明显改善，并有38%的患者愿意使用该药作为原发性嗜睡的长期治疗方案。

需要注意的是，目前国内还未常规使用氟马西尼和克拉霉素治疗日间思睡。

小结

促醒药是一个功能方面的定义，包括提高清醒程度和降低犯困程度两个方面的含义。

提高清醒程度的药物均具有神经兴奋的效果，但长期、大剂量使用会成瘾，出现精神行为异常。

第六章
睡不着的文人

斜月半窗还少睡。画屏闲展吴山翠。

——晏几道《蝶恋花·醉别西楼醒不记》

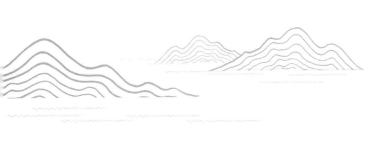

这一章引用晏几道的一首词，谈谈失眠。提起晏几道，大家可能不熟悉，看过电视剧《清平乐》的朋友都知道剧中有位宰相晏殊，他正是晏几道的父亲。晏几道早年锦衣玉食，父亲去世后，家道中落。这首词正是在这个背景下创作出来的。

现代人同样也面临着各种打击和应激事件，如果不能及时调整，郁结于心，也会像晏几道一样遭受失眠的痛苦。

第一节 失眠也有时效性——短期失眠与慢性失眠

短期失眠

生活中挫折与成就出现的概率是相同的。**像情绪反应一样，短期失眠是我们应对外界刺激的生理性反应之一，通常持续数日或数周，最长不超过 3 个月。**这种反应性的失眠属于一种客观现象，无法评判其对机体的影响是好是坏。我记得有位朋友曾说，人生中的第一次失眠竟在搬家后的第一个夜晚——睡眠环境改变了，俗话讲叫"择席"，但第二日白天没有任何不适反应，到了晚上很自然就睡着了。

一般情况下短暂失眠是可以自行缓解恢复的，但如果自身调整不当或者在短期失眠中形成了不良的睡眠习惯（如过度担心睡不着），此时睡眠问题就会长期持续存在并演变成慢性失眠。

慢性失眠

关于慢性失眠，一个确切的定义是失眠每周出现至少 3 次，并持续至少 3 个月的时间。慢性失眠的患者病史很长，有时会持续数十年之久。在询问病史过程中，有些患者能清晰记得最初引起失眠的外界刺激事件，而有些患者找不到明确的原因。

无论是短期失眠，还是慢性失眠，都具有三大核心表现，即入睡

困难、易醒和早醒。不同失眠患者的具体表现不同，如果用一把尺子去定义这三大表现，最好用的标准就是时间：大多数成人在外界条件适宜的情况下，10～20 分钟即可入睡，即便出现中途清醒，时间也不会超过 30 分钟。成年失眠患者在外界条件适宜的情况下，常常需要 30 分钟以上才能入睡，而儿童或年轻的失眠患者，则需要 20 分钟以上才能入睡；关于睡眠中的清醒时间，成人失眠患者一般超过 30 分钟，儿童或年轻失眠患者一般超过 20 分钟。早醒则是指比预期或平常醒来的时间至少提前 30 分钟，当然要排除由于光照（北半球春夏光照时间长）、噪声等外界因素引起的早醒。

作为一种慢性疾病，慢性失眠患者的睡眠状态不可能一成不变，特别是有新的外界刺激作用时，夜间睡眠质量会接连数天变得更差，如果能及时纠正，之后的一晚或几晚睡眠质量会得到改善；如果不能及时纠正，失眠情况将会进一步恶化，并引发其他问题，比如高血压控制不佳、血糖一路飙升、心绞痛发作频繁等。

慢性失眠与短期失眠的区别不仅在于持续时间，另一个更为重要的区别在于**慢性失眠会对日常生活和社会功能造成影响**，这种影响是"无孔不入"的。比如患有失眠的成人会出现慢性疲劳、白天犯困、情绪差、积极性减退、"易燃点"低的情况，工作中不能按时完成任务、出错多，甚至造成生产安全事故；患有失眠的儿童和青少年会出现注意力减退、多动、爱发脾气、学习成绩下降、与同学相处不好的情况。特别是慢性失眠患者内心总有一种担心和一种不恰当的期待：即总是担心今晚睡眠不好，又是期待今晚会睡得好一些，但常常事与愿违，期待与现实的落差逐渐增大。这种担心和不恰当的期待，往往是慢性失眠"经久不衰"、顽固难治的原因之一。

错判失眠

有的朋友会问，失眠的三个核心表现是入睡困难、易醒和早醒，是不是有了这三种表现，就一定是失眠呢？

先说入睡困难，我们前面已经指出了入睡的具体时间定义，但这个定义是建立在有睡眠意愿的基础上的，也就是说，你必须要有睡眠的想法，并做好了相应的准备（如调暗灯光、减少噪声、适宜的温度）。很多人习惯躺在床上看手机或者是在床上办公，这些都不属于"入睡困难"的范畴，更为重要的是，这些行为往往是失眠的诱因，应该戒除这些不良的睡眠卫生习惯。有一部分患者，已经做好了睡眠的准备，仍然睡不着，也不一定是失眠。在"昼夜节律紊乱"疾病中，有一种病叫作"昼夜节律后移"（详见第四章第三节），也就是说这些患者的入睡时间比大多数人要向后延迟，可能到24：00或凌晨1：00才能入睡，而在这个时间段之前是没有困意的。所以一些失眠的患者需要与昼夜节律后移仔细鉴别。

再说说易醒和早醒，这两个词意思很相近，有些失眠患者醒了之后就再也睡不着了。同样在"昼夜节律紊乱"这类疾病中，还有一种疾病，叫"昼夜节律前移"（详见第四章第二节），患有这种疾病的人群也是醒了之后再也睡不着了，更重要的是，他们醒的时间比大多数人要早，但不属于失眠的早醒。

还有一些患者，他们睡眠的时间或长或短，但入睡困难、早醒和易醒都没有出现，这些可能是长睡者或短睡者，即自身需要的睡眠时间较大众睡眠时间延长或缩短，且没有其他夜间睡眠和白天认知、行为的问题，这种情况自然也不属于失眠的范畴。

慢性失眠的一个重要特征，是影响生活质量和社会功能，这也是慢性失眠有别于上述睡眠疾病的关键。在慢性失眠的诸多影响之中，疲劳是经常出现的问题。"疲劳"更多指的是一种主观感受，包括体力差、活动能力减退、精神注意力差等。疲劳已逐渐成为现代社会的"流行病"，美国的初级医疗机构调查显示，6%~7.5%的美国人存在疲劳，而21%~33%的就诊患者视疲劳为重要问题。引起疲劳的原因不仅包括失眠，还包括很多躯体性和精神性疾病（如高血压、糖尿病、肿瘤、风湿性疾病、抑郁症）。因此，疲劳和失眠可能是一对如影随形，又各自不同的疾病。关于失眠与其他疾病的联系，我们将在下一节向大家介绍。

小结

按照持续时间长短，失眠分为短期失眠和慢性失眠，短期失眠大多为机体适应性的改变，如采取措施不当，很有可能进展为慢性失眠。

失眠的三个核心表现为入睡困难、易醒和早醒，每个表现都有相应的时间定义标准。

慢性失眠的另一个特点是影响生活质量和社会功能。

第二节　哪些人容易失眠——失眠"青睐"于谁？

失眠是一个动态演变的过程

根据中国睡眠研究会 2006 年的大规模人群调查研究，我国大陆地区成人失眠患病率高达 57%。在有失眠问题的人群中，年龄在 22～40 岁的青年人群占到 74.3%。关于失眠的原因，目前主要包括神经兴奋性增高和"3P"假说两个理论。前者是指失眠患者的神经兴奋性较高，以致不能很好地进入或维持睡眠状态。

"3P"假说是 20 世纪 80 年代由国外学者提出的，"3P"是三个英文单词首字母的缩写，即 Predisposing、Precipitating、Perpetuating，分别指出了失眠的易感（Predisposing）、诱发（Precipitating）和维持（Perpetuating）因素。"3P"假说认为失眠的发生、发展是多种因素作用下的动态演变过程，就像农村生火一样：柴火相当于易感因素，火柴或其他引火物相当于诱发因素，鼓风添柴相当于维持因素，柴火、引火物和鼓风添柴都到位了，火才能生起来；上面三种条件缺一种，火就不能持续下去。"3P"假说不仅说明了失眠发生、发展的过程，更为失眠的治疗提出了可行的措施。

下面我们以生火做比喻，从易感、诱发和维持三个方面谈谈失眠的发生、发展。

　　易感因素：为什么柴火能生火。柴火能生火，背后有很多科学道理，简单来说就是它的性质。对于个人而言，**失眠的易感因素，就是那些容易使个人出现失眠的原因**，包括高龄、女性（特别是围绝经期和绝经后）、有失眠的家族史、既往有过失眠的经历、易醒体质（即睡着时容易醒）、对外界刺激反应过于强烈。这些因素大多是我们与生俱来的。有些朋友会问，具有失眠的家族史会增加个人出现失眠的概率，是不是说明失眠可以遗传？目前关于失眠是否可遗传以及背后的原因尚不十分明确，我们将在本章第三节详细说明这个问题。

　　诱发因素：引火物。没有引火物，即便是再多的柴火，也不会平白无故地起火。尽管失眠的易感因素是天生的，很难改变，但**失眠的出现大多存在具体诱因**，包括生活习惯、生活方式或生活环境的改变（如搬家）、突发应激性事件（如外伤、疾病、家庭变故）、工作环境或压力（失业、调岗、工作繁重）。

　　维持因素：鼓风添柴。去过农村的朋友都见过土灶台，边上肯定会有一个风箱，火生起来之后，必须用风箱不断向灶台内送风，并不断添柴，火才能继续着。**在失眠发生之后，个人的某些不当态度或行为往往是失眠持续的原因**，比如不良的睡眠习惯（躺在床上看手机、白天补觉时间太长）、对失眠的消极态度（过度担心失眠会给自己造成不良影响，或者还没开始睡觉提前担心睡不好）。

　　以上三种因素，易感因素说的是失眠产生的内因，个人难以改变或无法采取措施避免；诱发因素说的是失眠产生的外因，虽无法避免其出现，但可以努力降低其对睡眠造成的影响；维持因素说的是我们对失眠的态度和采取的措施，这个是失眠治疗的重点。

失眠与精神疾病

失眠常常与精神疾病同时存在，很难说清谁是因，谁是果。失眠患者往往认为失眠是造成精神疾病的原因，这无形中加重了失眠给患者带来的精神负担，并对睡眠抱以过大的期望，认为如果晚上能睡好，精神疾病就能缓解。

焦虑和抑郁是常见的与失眠并存的心理状态。几千年来的文化观念使得我们羞于承认焦虑、抑郁。焦虑、抑郁与失眠之间存在很大范围上的重叠，两者同治可以使症状得到缓解，失眠缓解还可以减少焦虑/抑郁的治疗药物剂量，但有时候也需要针对性地治疗各个疾病。

虽然入睡困难和早醒是失眠的核心症状之一，但也可见于抑郁患者。失眠有时是抑郁的表现之一，因此如果同时出现失眠的症状（入睡困难、易醒、早醒）和抑郁的症状（对事物不感兴趣、情绪低落），应尽早去医院就诊，以明确是失眠和抑郁同时存在或者是单纯的抑郁，并配合医生治疗。

借酒助眠不可取

喜欢喝酒的朋友都有体会，喝酒之后会出现短暂的兴奋感，随之感觉头蒙、不清醒，出现困意。特别是一些易失眠的朋友，喜欢借酒助眠，喝完酒之后感觉睡得很香，这是酒精对大脑的镇静作用。长期饮酒会导致酒精依赖，出现成瘾现象。研究发现，失眠往往先于酒精依赖出现，并进一步加重酒精依赖；而失眠也可见于酒精戒断的患者，增加戒酒失败的风险。因此，通过饮酒助眠的方法并不可取，特别是饮酒后服用安眠药更是不安全。

失眠与慢性疾病

慢性疾病患者，如高血压、糖尿病、慢阻肺（即慢性阻塞性肺疾病）、心脏病（冠心病、心房颤动等）、脑血管病（脑梗死、脑出血等）患者，常常出现失眠。失眠一方面与这些慢性疾病有关；另一方面与治疗这些慢性疾病的药物有关。

高血压患者的血压波动与昼夜交替有关，有位高血压患者规律服药，白天血压控制得很好，但每天晚上睡觉时都会感到头痛、心慌，后来发现每到晚上 21：00 左右血压都会升高，遵医生建议睡前临时服用短效降压药后，不再出现头痛、心慌，失眠问题也随之解决。

糖尿病患者的血糖波动也会影响睡眠质量，控制饮食是糖尿病治疗的首要措施，有位糖尿病患者曾说，如果晚餐饮食控制不好，餐后血糖就会升高，随之出现血压升高、心跳加快以及入睡困难。此外，糖尿病神经病变也会导致失眠，出现入睡困难、易醒。

慢阻肺的病友们都有体会，每逢夜晚，咳嗽、喘憋的症状就会加重，这与夜间迷走神经兴奋性升高有关。此外，长期使用激素类药物，吸入、口服茶碱，也会出现夜间神经兴奋性升高，出现失眠。

心脏病治疗中的 β 受体阻断剂（如酒石酸美托洛尔）、利尿剂（如呋塞米、氢氯噻嗪）与失眠发生有关。一位规律服用酒石酸美托洛尔缓释片的心房颤动患者，自诉就诊前一段时间出现心慌，自测心跳加快，就将酒石酸美托洛尔缓释片加量服用，之后出现入睡困难，后来遵心血管医生医嘱，换用了其他控制心率的药物，入睡困难症状便缓解了。利尿剂会使夜尿增多，容易导致易醒、早醒。很多中老年男性因前列腺增生出现夜间尿频，影响睡眠的持续性。

脑血管病是失眠的继发性病因之一，这与脑梗死或脑出血导致脑内神经递质改变有关，脑血管病也可同时导致焦虑、抑郁。

失眠也会增加患阿尔茨海默病的风险，同时也是其他神经系统退行性疾病（如帕金森病）的早期表现。因此，老年朋友们应重视失眠。

除上述慢性疾病和常用药物外，随着目前抗抑郁药物的广泛应用，精神类药物相关的失眠也很常见。有些患者服用某些抗抑郁药后，如氟西汀（选择性 5- 羟色胺再摄取抑制剂）、安非他酮（去甲肾上腺素和多巴胺再摄取抑制剂）、文拉法辛（5- 羟色胺和去甲肾上腺素再摄取抑制剂）也会出现失眠，如果您在服用上述药物之后出现失眠的表现，应及时到精神专科门诊就诊，调整药物，切不可擅自停用、改用或加用其他药物。

失眠的自评工具

若出现入睡困难、易醒、早醒的症状，并符合上一节所述的时间标准，可以通过一些量化的自评式量表，评价失眠的严重程度以及并发焦虑 / 抑郁的情况。

阿森斯失眠量表可用于失眠严重程度的自我评价，由 8 个题目组成，总分为 24 分，超过 6 分提示有失眠的可能，适用于 18 岁以上的成人（表 6-1）。

广泛性焦虑障碍量表（generalized anxiety disorder-7，GAD-7）和抑郁症筛查量表（patient health questionare-9，PHQ-9）可分别用于合并焦虑、抑郁的患者筛查（表 6-2，表 6-3）。这两个量表也同样适用于 18 岁以上的成人，GAD-7 量表可用于焦虑的评价，总分 21 分，5 分以上认为存在焦虑。PHQ-9 量表可用于抑郁及抑郁程度的评价，总分 27 分，5 分以上认为存在抑郁；对于 11～17 岁的青少年人群，需要使用 PHQ-9 儿童版。

表 6-1　阿森斯失眠量表

本表主要用于进行睡眠障碍的自我评估。对于以下列出的问题，如果在过去 1 个月内每星期至少发生 3 次在您身上，就请您在相应的"□"上打"√"。

评分	0 分	1 分	2 分	3 分
1. 入睡时间	□没问题	□轻微延迟	□显著延迟	□延迟严重或没有睡觉
2. 夜间苏醒	□没问题	□轻微影响	□显著影响	□严重影响或没有睡觉
3. 比期望的时间早醒	□没问题	□轻微提早	□显著提早	□严重提早或没有睡觉

（续表）

评分	0分	1分	2分	3分
4.总睡眠时间	□足够	□轻微不足	□显著不足	□严重不足或没有睡觉
5.总睡眠质量	□满意	□轻微不满	□显著不满	□严重不满或没有睡觉
6.白天情绪	□正常	□轻微低落	□显著低落	□严重低落
7.白天身体功能（体力或精神：如记忆力、认知力和注意力等）	□足够	□轻微影响	□显著影响	□严重影响
8.白天思睡	□无思睡	□轻微思睡	□显著思睡	□严重思睡

评分原则：总分小于4，无睡眠障碍；4~6，可疑失眠；6分以上，失眠。

表6-2　广泛性焦虑障碍量表（GAD-7）

在过去的2周内，有多少时候您受到以下任何问题困扰？（在您的选择下打"√"）	0分	1分	2分	3分
1.感觉紧张，焦虑或急切	完全不会	几天	一半以上的日子	几乎每天
2.不能够停止或控制担忧	完全不会	几天	一半以上的日子	几乎每天
3.对各种各样的事情担忧过多	完全不会	几天	一半以上的日子	几乎每天
4.很难放松下来	完全不会	几天	一半以上的日子	几乎每天

（续表）

在过去的 2 周内，有多少时候您受到以下任何问题困扰？（在您的选择下打"√"）	0 分	1 分	2 分	3 分
5. 由于不安而无法静坐	完全不会	几天	一半以上的日子	几乎每天
6. 变得容易烦恼或急躁	完全不会	几天	一半以上的日子	几乎每天
7. 感到似乎将有可怕的事情发生而害怕	完全不会	几天	一半以上的日子	几乎每天

评分原则：总分 0～4，正常范围；5～9，轻度焦虑；10～14，中度焦虑；15～21，重度焦虑。

表 6-3 抑郁症筛查量表（PHQ-9）

在过去的 2 周里，您生活中以下症状出现的频率是多少	没有	有几天	一半以上时间	几乎每天
1. 做事时提不起劲或没有兴趣	0	1	2	3
2. 感到心情低落、沮丧或绝望	0	1	2	3
3. 入睡困难、睡不安稳或睡眠过多	0	1	2	3
4. 感觉疲倦或没有活力	0	1	2	3
5. 食欲不振或吃太多	0	1	2	3
6. 觉得自己很糟或觉得自己很失败，对自己感到失望或感觉自己让人失望	0	1	2	3
7. 对事物专注有困难，例如阅读报纸或看电视时不能集中注意力	0	1	2	3

（续表）

在过去的2周里，您生活中以下症状出现的频率是多少	没有	有几天	一半以上时间	几乎每天
8.动作或说话速度缓慢到别人已经觉察，或正好相反，烦躁或坐立不安、动来动去的情况更胜于平常	0	1	2	3
9.有不如死掉或用某种方式伤害自己的念头	0	1	2	3

评分原则：总分0~4，正常范围；5~9，轻度抑郁；10~14，可能有中度抑郁；15~19，中重度抑郁；20~27，重度抑郁。

小结

失眠是多种因素共同作用下的动态演变过程，导致失眠发生、发展的因素包括易感因素、诱发因素和维持因素。

焦虑、抑郁是最为常见的与失眠并存的心理状态，可通过自评量表进行初步筛查。

慢性疾病（如高血压、糖尿病、冠心病）及其治疗药物也会增加失眠的发生风险。

第三节 南橘北枳——失眠会不会遗传？

遗传远比想象中复杂

提到"遗传"，大多数人的反应是父母患有某一种疾病，孩子也会患有该疾病，因为大家认为父母会把该疾病的基因遗传给孩子。但是在医学上这种现象只在部分疾病中见到（如血友病、白化病），大部分疾病的遗传规律较为复杂。一方面，大多数疾病都是由多个基因决定的；另一方面，即便携带某种疾病的相关基因，该基因也不一定能表达出致病的意义，遗传是由基因和环境共同作用决定的。此外，"遗传"的含义不仅局限于父代向子代的基因传递，还包括个人基因的表达。

关于失眠的遗传，一项国外调查研究显示，256 名慢性失眠患者中，有 73% 的患者报告有失眠的家族史，而且这些患者的母亲常常患有失眠。患病年轻化是家族遗传性失眠的特点之一。我国一项包含 5695 名儿童的调查研究显示，对于在儿童和青少年时期就罹患失眠的患者，大多数有明显的家族遗传特点。但目前的研究还不能明确指出哪个基因与失眠有关。

在上一节我们提到了失眠发生的三个因素，易感因素、诱发因素和维持因素，其中易感因素主要是指失眠个体与生俱来的某些特点，如对外界刺激反应过大。这些与生俱来的特点的物质基础是基因，同样的外界刺激作用于不同的个体，会出现不同的反应，这背后是基因与外界刺激相互作用的结果。

睡眠反应

研究发现，慢性失眠患者遭受的不良经历或负性事件（如家庭变故、工作和学习不顺利）比较多，而患者对这些不良经历的反应和态度是决定失眠能否发生及持续下去的重要因素。失眠患者往往对外界刺激的反应过于强烈，这种对外界刺激的反应程度称为"睡眠反应"（sleep reactivity）。有学者开发了《福特应激性失眠反应测验》（Ford insomnia response to stress test, FIRST），用数字量化了睡眠反应（表6-4）。该测试量表是由国外学者开发的，目前已被我国学者翻译为中文，并已用于国人失眠的观察和研究，感兴趣的朋友可以自行测试一下。

表 6-4　福特应激性失眠反应测验

当你经历以下情景，你可能出现什么程度的睡眠问题？即使你最近没有经历所述的情景，也请圈出一个答案。

1. 明天将要召开一个重要的会议	没有	轻度	中度	重度
2. 白天经历应激事件	没有	轻度	中度	重度
3. 晚上经历应激事件	没有	轻度	中度	重度
4. 在白天收到坏消息	没有	轻度	中度	重度
5. 观看一个恐怖电影或电视后	没有	轻度	中度	重度
6. 白天工作遇到麻烦	没有	轻度	中度	重度
7. 与人发生争吵或吵架后	没有	轻度	中度	重度

8. 不得不将在公众面前演讲	没有	轻度	中度	重度
9. 明天将要放假	没有	轻度	中度	重度

评分原则：没有 = 1；轻度 = 2；中度 = 3；重度 = 4。

评分越高，代表睡眠反应越强，当遭受不良应激事件时，罹患失眠的风险越大。

高睡眠反应的人群特点之一是夜间处于高度易醒状态，这种高度易醒状态可遗传给下一代。**睡眠反应是由外界刺激和遗传基因共同决定的，遗传基因对不同性别人群睡眠反应的影响不同。**女性中遗传基因决定了 29% 的睡眠反应程度，男性中遗传基因决定了 43% 的睡眠反应程度。外界刺激对女性睡眠反应的影响更为显著。

睡眠遗传的 "南橘北枳"

"橘生淮南则为橘，生于淮北则为枳"，形象地反映了外界环境对个体生长发育的作用。同样的基因，在不同的外界环境中，会出现不同的表达结果，医学上将这种环境和基因相互作用的现象称为"表观遗传"。表观遗传一方面阐明了基因和外界环境对个体的影响；另一方面说明了这种影响还可能遗传给下一代。

通过前面的叙述，大家都不难理解失眠也是基因和环境共同作用的结果。这种作用在胚胎发育期就开始了：在胚胎发育阶段，基因和环境的共同作用可以影响大脑发育（比如负责记忆的海马结构）和内分泌激素水平（比如糖皮质激素），进而影响成年后的睡眠反应。从这个意义上说，**母亲的生活经历、妊娠期的周围环境以及个体早**

年的生活经历，都会影响其睡眠反应；而这些因素都可以归纳为失眠的易感因素。这种基因和外界环境的相互作用方式还可以遗传给下一代。

基因和外界环境相互作用可影响大脑中的海马结构，海马结构是失眠发生的脑神经基础之一。而失眠本身也可以影响海马结构（如研究发现失眠患者的海马结构体积较健康人群减小），从而使失眠加重，呈现"滚雪球"似的效应。

基因－环境的作用方式也给失眠的治疗带来了新的契机：通过药物或非药物行为干预的方式影响基因－环境的作用，"打破"失眠发生发展的作用链，起到治疗的效果。

尽管大多数失眠与遗传基因没有确定的关系，但这种确定关系在某些罕见性失眠中是存在的。

罕见的家族遗传性失眠

致死性家族性失眠是一种罕见的快速致死性朊蛋白病。该病是由基因突变所致，除具有家族遗传特点的病例外，目前也见有非遗传的散发病例。该病以逐渐加重的失眠为主要表现，安眠药物对其无效，患者丧失正常的睡眠－清醒昼夜节律，在清醒状态下可出现类似做梦样的模糊状态。除失眠外，患者还可出现神经系统表现（如口齿发音不清、走路摇摆不定）、自主神经系统表现（心慌、大汗、高血压）和精神行为异常。基因检测是诊断该病的首选方法。

小结

基因和外界环境的共同作用影响失眠的发生发展，这种作用方式可以遗传给下一代。

母亲的生活经历和妊娠早期的外界环境可以影响个体成年后的失眠应激反应，进而影响个体罹患失眠的风险。

失眠本身可以作为一种外界环境因素作用于大脑，以"滚雪球"的方式加重失眠。

第四节　"失眠之下"——什么被掩盖了？

再谈失眠的症状

我们前面说过，失眠的三大核心症状是入睡困难、易醒和早醒，反过来讲，但凡是睡眠不好的人，都会有这三种症状中的一种或多种，那如果一个人就是入睡困难，没有早醒、易醒，而且白天出现疲乏感、精力差，就一定是失眠吗？

其实在睡眠疾病的诊断过程中，失眠的诊断往往是靠后的，除了满足各种定义之外，失眠的诊断必须建立在排除其他睡眠疾病的基础之上。因为失眠的三大核心症状，并不是该病的"专属"。在门诊中经常见到很多患者说自己入睡困难，需要服用安眠药才能睡着，自认为是失眠，时间长了，出现其他问题了，来医院就诊才知道在自己身上的失眠只是个"幌子"，背后另有其他病因。

入睡困难

失眠的入睡困难是指在规定的时间内睡不着，用一个成语形容，就是"辗转反侧"。在入睡困难发生的同时，其时间、地点、环境都是合适的，也就是说到了该就寝的时间，就寝的地点是床，就寝的环境（灯光、温度、床的软硬度）是合适的，而且并没有其他身体或心理上的不适。在满足这些条件的情况下，发生的入睡困难，才属于失眠的范畴。

有些患者在入睡困难的同时，还会觉得周身不适，特别是双腿出现难以描述的不适感，诸如酸胀、麻木、疼痛，甚至出现腹部疼痛、腹胀。此时的入睡困难就不再是失眠，反而可能是"不宁腿综合征"这种疾病继发的失眠（详见第三章第三节）。

还有些入睡困难的患者，没有按照自己的作息规律就寝。绝大多数人的作息规律都是相似的，但是一部分人属于"夜猫子"型作息规律：晚睡晚起，睡眠质量很好，如果按照自己的作息规律起床，白天并不会出现疲乏、精力差等生活质量和社会功能下降的表现，这部分"夜猫子"可能属于"昼夜节律后移"这种疾病，并不是单纯的失眠（详见第四章第三节）。

易醒

失眠患者常常说整夜睡不着，通过睡眠脑电图监测发现，这些失眠患者其实是处于睡眠状态的，只不过睡眠状态比较浅，迟迟不能进入深睡眠，而且原本连续的睡眠状态被若干觉醒状态隔断，医学术语称"睡眠片段化"。尽管目前临床常用的睡眠监测技术并不能发现失眠患者睡眠片段化的原因，但有些以易醒作为"幌子"的睡眠疾病通过睡眠监测能够发现一些蛛丝马迹。

有些患者常常说夜间会憋醒，喘不上气。心脏病病友们夜间会有这种体验：夜间憋醒，不能躺平，同时白天活动能力差。在另一种出现夜间憋醒的疾病——阻塞性睡眠呼吸暂停低通气综合征中，患者大多打呼噜，在发生呼吸暂停时，呼噜声随即停止（即进出口鼻的气流中断），并出现体内缺氧，当缺氧达到一定程度时，大脑皮层被迫唤醒，此时会出现突然憋醒，并有喘不上气的感觉。关于阻塞性睡眠呼吸暂停低通气综合征的详细内容可见本书的第二章第二节。

还有些不宁腿综合征的患者，除因周身不适出现入睡困难外，在睡着后通过睡眠监测会发现其肢体出现一些规律性的活动，这被称为"周期性肢体运动障碍"，这种运动大多是不自觉的，只有通过睡眠监测才会发现；有时这种规律性的活动会使患者觉醒，出现睡眠维持困难，造成易醒的错觉。

早醒

尽管在本章第一节我们对失眠的早醒给出了明确的时间定义，即比预期或平常醒来的时间至少提前 30 分钟，但不同年龄、不同季节，人们醒来的时间都是不同的。因此，"早醒"仍然是仁者见仁，智者见智的概念。

与昼夜节律后移相应，还有一种疾病称为"昼夜节律前移"，即"早睡早起"，这种疾病的患者也有自己的作息规律：就寝时间很早，起床时间也早，与多数人的作息规律不同（详见第四章第二节）。但这种情况下起床时间早，并不属于早醒。

还有部分早醒患者，会伴随一些情绪的问题，如整日闷闷不乐，情绪低落，对任何事情提不起兴趣，白天会感到疲乏、困倦，昏昏欲睡，内心无助，甚至有自伤或自杀的想法，这个时候，就应该引起警觉了，有可能是抑郁症，应尽快去精神专科就诊。

除上述三大症状外，失眠患者还会感觉睡眠时间短，但客观的睡眠监测提示他们的睡眠时间并没有想象中那么少，这种属于矛盾性失眠。另外有些患者也感觉睡眠时间短，同时还有白天困倦、总想打瞌睡的感觉，详细询问情况发现，这些患者经常存在一些引起睡眠不足的原因，比如因工作、学习必须早起，这属于睡眠不足的范畴，并不是真正的失眠。还有些患者确实睡眠时间短，每晚只睡两三个小时，但白天工作、学习和生活丝毫不受影响，这是因为他们需要的睡眠时间比多数人少，医学上称为"短睡者"。

多导睡眠监测和体动记录仪

读到这里的朋友想必脑海中不断浮现一个问题：前面多次提到的"睡眠监测"是个什么检查？"睡眠监测"是"多导睡眠监测"的简称。所谓"多导"是指多个导联，也就是说这种睡眠监测能够同时监测不同的信息，包括是否睡着、是否运动、呼吸和心跳的信息。多导睡眠监测是临床睡眠疾病诊断的基本手段，也是睡眠疾病最准确的检查方法，可以反映我们在睡眠状态下发生了哪些异常的现象，从而分析这些现象的背后原因和关联。

尽管多导睡眠监测是睡眠疾病的基本检查方法，但并不适用于失眠患者。这是因为进行多导睡眠监测需要在睡眠监测室完成，患者需要配合在监测室睡一宿，同时身上还要佩戴各种电极和导线，类似"五花大绑"的样子，这样的睡眠环境，很难让失眠患者睡着，反而达不到检查目的。

　　有些情况下，失眠患者必须要进行多导睡眠监测。正如前面所说，当失眠作为一种"幌子"，掩盖了其他睡眠疾病的时候，必须采用多导睡眠监测揭开失眠背后的真正病因。此时需要失眠患者配合医生进行睡眠监测，以尽快找到被失眠"掩盖"的其他疾病。

　　体动记录仪，顾名思义，就是能够反映躯体活动与否的仪器，随着技术的发展，目前体动记录仪已经做成了像手表一样便于佩戴的小型设备，并不影响患者的生活起居。体动记录仪检查也不是失眠的常规检查，但在怀疑有昼夜节律后移/前移或者需要了解患者的夜间总体睡眠时间等情况下，就需要佩戴体动记录仪进行检查。

小结

　　失眠不仅仅是一种疾病，有时也是其他睡眠疾病的症状，此时应尽早就诊，配合医生完成检查，明确病因。

　　多导睡眠监测和体动记录仪常被用于检测失眠背后的其他睡眠疾病。

第五节　不可小觑的儿童失眠

隐藏很深的儿童失眠

很多朋友觉得失眠是成年人特有的睡眠问题，儿童并不存在失眠。如果入睡困难、易醒、早醒这些问题发生儿童身上，常常不能引起家长的重视。其实儿童也存在失眠，且儿童失眠与成人失眠有很大的不同；首先，儿童失眠的表现各异，不像成人失眠那样容易识别；其次，引起儿童失眠的疾病也比较复杂，涵盖心理、生理、家庭、学校等各种因素。儿童失眠不仅会影响孩子的生长发育、心理行为和课业成绩，还会影响一个家庭。因此，儿童失眠应该被家长重视。

儿童失眠的表现

入睡困难是儿童失眠的常见表现，但很少直接由患儿本人表述出来，常表现为患儿抗拒按时上床睡觉，或者在无父母照料的情况下难以入睡。容易觉醒或睡眠中断是儿童失眠的第二种表现，父母的反应可以直接影响儿童夜间觉醒情况，比如父母过分关注儿童夜间觉醒、允许儿童换床睡觉，就可能促使患儿夜间觉醒持续存在。婴幼儿时期习惯性地夜间喂养也会干扰儿童睡眠，导致夜间频繁觉醒或睡眠中断。

儿童失眠的病因

儿童失眠的原因并不单纯，引起儿童失眠的疾病很多，包括中耳炎、季节性变应性鼻炎、特应性皮炎、哮喘、神经系统疾病和发育障碍（孤独症、癫痫、脑瘫、注意缺陷多动障碍）。一方面这些疾病造成的不适会影响患儿入睡以及睡眠的连续性（即容易觉醒）；另一方面，治疗这些疾病的药物，比如激素、抗过敏药物，也会影响睡眠。

这里着重介绍一下孤独症和注意缺陷多动障碍这两种疾病与儿童失眠的关系。孤独症是儿童常见的神经发育障碍类疾病，患儿可出现言语交流障碍、兴趣爱好狭窄、行为刻板僵化以及情绪行为异常。这些因素本身以及与其相关的社会心理因素都会造成患儿入睡困难、易醒和睡眠中断；反过来，失眠和睡眠不足也会影响孤独症患儿的情绪和行为。这种失眠和情绪行为的双向作用关系也同样见于注意缺陷多动障碍患儿，失眠还会加重该类患儿注意力不集中、多动、高冲动性、攻击行为等症状。

儿童失眠的影响

失眠对健康儿童的心智发育和生活质量有显著的影响，也会给父母以及父母－子女关系带来很大的负担。失眠导致的睡眠不足可使儿童出现白天困倦、脾气性格改变（如易生气）、情绪不稳定，并产生消极情绪，影响儿童高级认知功能。更为重要的是，失眠还可增加儿童未来出现焦虑、抑郁的风险。失眠对儿童高级认知功能的影响见表6-5。

表 6-5　失眠对儿童高级认知功能的影响

认知功能类别	具体影响
注意力、警觉性	完成工作的专注程度、效率和准确性
执行能力	决策力、组织力、判断力、自我控制能力、规划能力
记忆力	记忆巩固，特别是语言的记忆
学业水平	学习成绩、学习动力
情绪控制	对积极情绪和消极情绪的控制、情绪稳定性
行为	冲动控制、冒险行为

如何自行评价儿童的失眠？

父母是儿童睡眠问题的第一发现人，应该将睡眠问题纳入到父母对孩子的日常观察内容中。有国外学者提出"BERAS"筛查方法，即从就寝、白天困倦、夜间觉醒、睡眠的规律性和打鼾五个方面观察儿童的睡眠（包括失眠），见表 6-6。针对不同年龄段儿童的特点、理解能力和配合程度，BERAS 要求具体观察的内容不同，包括家长的观察内容和家长对孩子的提问。针对不同年龄段儿童的理解能力，BERAS 的访谈包括直接由家长观察（孩子不能理解或无法回答的一些问题）和直接提问孩子两种形式。

如果通过 BERAS 筛查方法发现孩子存在睡眠问题，应及时就诊，并向医生汇报一切有关孩子的睡眠、行为、情绪和认知功能情况，以便医生做出全面的诊断。

表 6-6　儿童睡眠问题 BERAS 筛查方法

	学龄前儿童 （2~5岁）	学龄儿童 （6~12岁）	青少年 （13~18岁）
就寝	家长观察：孩子是否出现晚上抗拒睡觉或入睡困难？	家长观察：孩子上床睡觉时有什么问题？ 提问孩子：上床睡觉时有什么问题？	提问孩子：卧床睡觉时有没有很难睡着？
白天困倦	家长观察：孩子白天是否感觉困倦、疲乏或者整日昏昏欲睡。孩子白天是不是打盹？	家长观察：孩子早上起床是否困难，整日看着昏昏欲睡，白天打盹次数特别多？ 提问孩子：你是不是觉得很累？	提问孩子：你白天在学校和上下学通勤路上是不是觉得特别困？
夜间觉醒	家长观察：孩子晚上睡觉时是不是经常醒？	家长观察：孩子晚上睡觉时是不是经常醒？有没有梦游？是否做噩梦？ 提问孩子：你晚上睡觉时是不是经常醒？醒了之后是不是很难再睡着？	提问孩子：你晚上睡觉时是不是经常醒？醒了之后是不是很难再睡着？
睡眠规律性	家长观察：孩子每天上床睡觉和起床时间规律吗？	家长观察：孩子每天上床睡觉和起床时间是几点？周末怎么样？你认为孩子的作息时间规律吗？	提问孩子：平时（上课日）和周末你晚上几点上床睡觉？你每晚平均睡多长时间？
打鼾	家长观察：孩子晚上睡觉打鼾吗？有没有睡觉时呼吸困难？	家长观察：孩子晚上睡觉有没有特别大的鼾声或呼吸困难？	家长观察：能听到孩子晚上打鼾吗？

父母该怎么做？

无论是失眠，还是其他睡眠问题，都应该及时到医院专科门诊就诊，配合医生进行检查和治疗。凡事讲究"预"，不预则不立，即在事情发生之前就做好准备。针对儿童失眠，父母在日常生活中具体应该怎么做？可参考的具体措施如下。

- 规律上床睡觉时间和起床时间，即便是周末也不例外；
- 晚上睡前 1 小时保持安静，避免兴奋性活动、看电视、打电子游戏；
- 不要饿肚子睡觉，睡前简单进餐（饼干、牛奶），避免睡前 1~2 小时吃大量食物；
- 睡前避免进食含咖啡因的食物（如含咖啡因的饮料、咖啡、茶、巧克力）；
- 尽可能地鼓励孩子外出接受自然光照以及进行规律的体育锻炼；
- 保证卧室安静，温度适宜（18 ℃左右），对于怕黑的孩子，轻度柔和的光线对睡眠是必要的；
- 不要将孩子的卧室作他用（比如休息室），不要在卧室惩罚孩子；
- 睡前 1 小时不要使用电子产品（电视、笔记本电脑、智能手机），确保这些电子产品远离卧室，否则容易让孩子的睡眠对电子产品产生不良依赖。

小结

入睡困难和易醒是儿童失眠的常见表现形式，儿童失眠不同于成人失眠，病因复杂，容易被忽视。

家长可参考 BERAS 筛查方法对儿童的睡眠问题（包括失眠）进行观察。

家长可采取一些措施避免儿童失眠和其他睡眠问题的发生。

第六节　女性"特殊时期"的失眠

由于生理和心理上的差异，女性比男性更容易罹患失眠，特别是在经历不良事件或挫折之后。女性的一生存在两个"特殊时期"，即妊娠期和围绝经期。在这两个特殊时期，女性体内的激素水平发生了很大的变化，原有的作息节律也随之出现变化，加上生理（如妊娠引起的腹腔脏器受压）、心理（如妊娠期和围绝经期抑郁）因素，使得女性在这两个特殊时期失眠的发生率明显增加。本节我们详细谈谈女性在妊娠期和围绝经期的失眠。

第一个"特殊时期"的失眠——妊娠期

妊娠期睡眠的变化

进入妊娠期后，由于体内激素水平、内脏解剖位置和情绪的改变，女性原有的作息节律和睡眠随之出现变化。即便在健康孕妇中，也会出现睡眠时间、睡眠质量的变化以及夜间睡眠紊乱等现象。

在妊娠早期（即妊娠前 3 个月），主要的睡眠问题是白天困倦和疲乏感，昏昏沉沉，打盹次数增多。在妊娠晚期（即妊娠最后 3 个月），由于子宫内胎儿的增大，导致腹腔器官（如膀胱、肠管）、胸腔器官（如肺）和膈肌的压迫，会出现排尿增多（压迫膀胱）、腹痛 / 腹部不适（子宫牵拉、腹部受压）、呼吸困难（压迫膈肌、肺）等症状，这些症状会进一步导致入睡困难和睡眠维持困难（即易醒）。

大约 38% 的女性在妊娠早期会新增白天困倦这一症状。与多次妊娠的女性相比，首次妊娠的女性更容易出现白天困倦。作息节律的改变往往先于白天困倦出现。与妊娠前相比，妊娠早期和中期睡眠开始时间（即真正入睡状态）均会提前。

妊娠晚期睡眠质量最差，睡眠紊乱情况最为显著。在这一阶段，妊娠导致的身体改变，即增大的子宫进一步压迫膀胱、肺和膈肌，使夜尿增多并加重呼吸困难，加之胎儿的频繁活动，使得孕妇难以维持正常的夜间睡眠，睡眠质量随之降低。多导睡眠监测发现，妊娠期深睡眠减少、浅睡眠增加、睡眠片段化显著，随着孕周的增加，睡眠质量逐渐降低，导致睡眠固有的修复功能逐渐减弱。

妊娠期失眠

约 38% 的孕妇会出现失眠，随着孕周增加，失眠发生的概率逐渐上升。由于妊娠本就会影响夜间睡眠，因此很难将正常情况下妊娠导致的睡眠改变和妊娠期失眠进行区别。但无论是哪种情况，妊娠期间睡眠质量差都可能预示着胎儿早产、妊娠高血压、产程延长等并发症的发生风险会增加。而妊娠期睡眠时间缩短（小于 6.25 小时）、晚睡会增加妊娠糖尿病的发生概率。

焦虑、抑郁是导致妊娠期失眠的另一个重要因素。约有 10% 的孕妇会出现焦虑，10%～36% 的孕妇会出现抑郁。当焦虑与失眠同时出现时，会增加胎儿早产和孕妇产后焦虑的概率。对于合并抑郁的孕妇，失眠的发生会使自杀的风险升高 4 倍。产前失眠可能预示着产后抑郁的出现，这种现象在 30 岁以上的孕妇中尤为明显。

自我评价

有没有办法可以自行区别正常情况下妊娠导致的睡眠改变和妊娠期失眠呢？新近发表的一篇关于妊娠期失眠的研究发现，采用失眠严重程度指数量表（insomnia severity index，ISI）和匹兹堡睡眠质量指数量表（pittsburgh sleep quality index，PSQI）可以定量衡量妊娠期失眠：妊娠期失眠患者的 ISI 评分 ≥ 10，或者 PSOI 评分 > 5。ISI 和 PSQI 也可用于其他人群失眠的评价，需要指出的是，在普通人群中，ISI 评分 ≥ 15 考虑存在失眠；但在妊娠女性中，ISI 评分 ≥ 10 可以提高对妊娠期失眠检测的灵敏度。

同样在妊娠女性中，使用 ISI 和 PSQI 也可以界定什么情况下属于良好的睡眠：一般认为妊娠女性良好睡眠的标准是 ISI 评分 ≤ 7，或 PSQI 评分 ≤ 5。此外，上述标准也可用于妊娠期失眠治疗效果的评价。然而，研究发现，ISI 评分 ≤ 7 往往会将约 30% 的良好睡眠者漏掉，因此有学者认为妊娠女性良好睡眠的标准也可以定为 ISI 评分 ≤ 9。无论如何，这种自评量表的得分只能提供一种参考，如果自评得分发现与正常参考范围不同，应及时就医。

ISI（表 6-7）和 PSQI 评分较为复杂，建议于睡眠专科门诊进行测评。

表 6–7　失眠严重程度指数量表（ISI）

1.描述您最近（如最近 2 周）失眠问题的严重程度：

	无	轻度	中度	重度	极重度
a.入睡困难	0	1	2	3	4
b.维持睡眠困难	0	1	2	3	4
c.早醒	0	1	2	3	4

2.对您当前睡眠模式的满意度：

	很满意	满意	一般	不满意	很不满意
	0	1	2	3	4

3.您认为您的睡眠问题在多大程度上干扰了您的日间功能(如日间疲劳、处理工作和日常事务的能力、注意力、记忆力、情绪等)：

	没有干扰	轻微	有些	较多	很多干扰
	0	1	2	3	4

4.与其他人相比，您的失眠问题对您的生活质量有多大程度的影响或损害：

	没有	一点	有些	较多	很多
	0	1	2	3	4

5.您对自己当前睡眠问题有多大程度的担忧 / 沮丧：

	没有	一点	有些	较多	很多
	0	1	2	3	4

计分原则：总分为所有 7 个条目得分的总和。

尽管妊娠期失眠的发生概率高、危害大，但仍是可治的。考虑到药物对胎儿的影响，有调查显示，75%的孕妇及家属愿意接受非药物疗法。妊娠期失眠的非药物疗法主要是指认知行为疗法（cognitive behavioral therapy，CBT）。64%的孕妇在CBT治疗后失眠得到缓解，CBT可使孕妇失眠的程度下降48%。此外，CBT还可以减轻孕妇焦虑、抑郁的症状。CBT不是简单的说教或者聊天、谈心，而是由一整套系统的疗法组成，具体内容将在本章最后一节介绍。

第二个"特殊时期"的失眠——围绝经期

所谓"围绝经期"，具体来说是从月经发生紊乱并出现相应的症状（月经推迟、月经提前、月经量少或增多）开始，一直持续到最后1次月经结束后1年，一般会持续3~5年，通常出现在45~55岁。

围绝经期失眠的出现与该阶段女性体内激素水平变化有关。由于雌激素水平下降，女性在该阶段会出现"血管舒缩综合征"，主要表现为面颈部潮热、出汗、心慌、手足发冷等血管收缩和舒张功能紊乱的症状。血管舒缩综合征是围绝经期失眠发生的一个"特有"因素。

此外，年龄增长也是围绝经期失眠发生的另一个因素。随着年龄的增长，大脑内负责调节昼夜作息节律的激素（褪黑素，又称美拉托宁）分泌减少，致使昼夜作息节律改变。通过多导睡眠监测发现，绝经后女性的睡眠效率下降，深睡眠减少，夜间觉醒增多。

围绝经期失眠的危害包括心理和生理两个方面。一方面，围绝经期女性在心理和情绪上处于脆弱期，加上失眠的出现，会进一步增加抑郁的发生概率，抑郁和失眠是一对"形影不离"的"伙伴"；另一方面，围绝经期失眠与动脉硬化相关，如果不积极治疗，很可能会增加心血管疾病的发生概率。

针对围绝经期失眠的治疗是综合多个方面的。有研究发现，对于出现血管舒缩综合征的围绝经期女性，雌激素替代治疗不仅可以缓解症状，还可以改善情绪，进而缓解失眠。但应充分考虑雌激素替代治疗的不良反应（如增加乳腺癌、卵巢癌、心血管疾病等的发生风险）。对于昼夜作息规律变化较明显的围绝经期女性，可以尝试补充外源性褪黑素。安眠药和抗焦虑、抑郁药物治疗以及非药物的认知行为疗法都可以改善围绝经期失眠，特别是对于合并焦虑、抑郁的患者。

小结

妊娠期和围绝经期是女性容易发生失眠的两个特殊时期。

正常情况下，妊娠期也会出现睡眠的改变，这种变化与妊娠期失眠存在重叠，难以区别。

妊娠期失眠对孕妇和胎儿都会造成影响，早期发现非常重要。

认知行为疗法是妊娠期失眠行之有效又相对安全的治疗措施。

造成围绝经期失眠的因素很多，治疗是综合多个方面的，在药物治疗方面（如雌激素替代治疗）需要考虑长期应用后的不良反应。

第七节　安眠药家族中都有谁?

提到失眠的治疗,大家第一反应就是"舒乐安定",睡前吃一片,肯定睡得香。随着对失眠认识的不断深入,目前认为在失眠的治疗中首先要搞清楚是否存在造成失眠的某些易感性或维持性因素,特别是短期失眠大多存在明显的诱因(如工作压力、生活事件)。在慢性失眠的治疗中,药物治疗已让位于非药物治疗,"退居二线"。即便如此,因药物治疗具有起效快、接受度高的优点,依旧被临床医生广泛使用,而且目前涌现了很多"新星"类安眠药物,逐渐取代了传统的"安定"类安眠药。

多姿多彩的安眠药

广义地说,具有镇静、催眠效果的药物都可以作为安眠药的备选,但考虑到可行性、安全性等因素,目前已获批用于治疗失眠的药物主要包括以下四大类。

苯二氮䓬受体激动剂,包括苯二氮䓬类药物(如艾司唑仑,也就是舒乐安定)和非苯二氮䓬类药物(如唑吡坦、扎来普隆、佐匹克隆、右佐匹克隆)。苯二氮䓬受体被激活后,可以产生镇静、安眠的效果。

"受体"是一个药理学专业名词,指的是某物质 A 在人体内发挥作用需要与人体内已有的物质 B 结合,此时物质 B 就称为物质 A 的受体；结合后产生激活和抑制两种效应，其中产生激活效应的物质称为该受体的激动剂，产生抑制效应的物质称为该受体的拮抗剂。

双食欲素受体拮抗剂，如莱博雷生、苏沃雷生。食欲素是大脑内负责控制清醒的内源性物质，自然条件下以食欲素 –1 和食欲素 –2 两种形式存在，分别对应着两种受体，即食欲素 –1 受体和食欲素 –2 受体，将食欲素受体拮抗，可以抑制机体的清醒状态，从而产生睡意。

组胺受体拮抗剂，如多塞平。多塞平本是三环类抗抑郁药物，因其可同时拮抗组胺受体，故具有镇静催眠效果，小剂量应用（即低于常规抗抑郁剂量）也具有抗失眠的作用。

褪黑素受体激动剂，如瑞美替昂。褪黑素也是大脑内负责作息节律调控的内源性物质，生理情况下褪黑素分泌可以促进睡眠发生，口服外源性褪黑素具有安眠的效果。

以上四类药物是失眠治疗中的"正规军"，除此以外，还有一些"编外"的药物，因为具有镇静作用，在某些特殊患者中，可发挥安眠的效果，这些"编外"药物如下。

抗抑郁药物，如曲唑酮、米氮平、阿米替林。抗抑郁药物主要用于抑郁症合并失眠的患者，其中曲唑酮也可用于单纯失眠患者的治疗，只不过有些患者在阅读曲唑酮说明书的时候发现这个药是抗抑郁的，误认为自己患有抑郁症，其实使用曲唑酮只是发挥它镇静、催眠的作用。

抗癫痫药物，如加巴喷丁。国外报道，有限的证据显示抗癫痫药物可用于酒精依赖、物质滥用合并失眠的患者。

降压药，如可乐定。在某些研究个案中有报道使用，对儿童青少年失眠有效，但考虑到药物不良反应很少使用，属于"剑走偏锋"的类型。

抗精神病药，如喹硫平。其主要用于精神疾病（如精神分裂症、双相情感障碍）合并失眠的患者。

抗焦虑药，如劳拉西泮、氯硝西泮、阿普唑仑。失眠与焦虑形影不离，有时临床上很难将两者区别，有些失眠的患者，其实是焦虑在作怪，此时使用抗焦虑药可能会有效果。

综上所述，安眠药家族可谓是"八仙过海，各显神通"，针对不同类型的患者，应使用不同的安眠药。在安眠药家族中，苯二氮䓬受体激动剂仍然是目前使用最多、最广泛的药物。

受欢迎的苯二氮䓬受体激动剂

苯二氮䓬类药物是"出道"较早的安眠药，其中艾司唑仑，也就是舒乐安定，已经成为家喻户晓的抗失眠药物。但苯二氮䓬类药物存在以下几个缺点。

半衰期长。也就是说，该类药需要较长时间才能在体内代谢掉，第二天白天容易出现宿醉效应，即感觉起床后晕晕乎乎，整天就像没睡醒一样，严重影响白天工作和生活。

依赖性和成瘾性强。精神类药物都存在依赖性和成瘾性的问题，苯二氮䓬类药物更容易成瘾，而且长期服用期间若骤然停药，会出现较为明显的戒断反应。

潜在的安全隐患。苯二氮䓬类药物对呼吸中枢的抑制作用较强，在老年人群中尤为显著。此外，饮酒或同时服用阿片类药物（如吗啡）会增强苯二氮䓬类药物对呼吸中枢的抑制作用，患者在睡眠中可能会出现呼吸减弱，甚至呼吸停止的现象，遗留安全隐患。对于合并阻塞性睡眠呼吸暂停综合征的失眠患者，使用该类药物会加重夜间缺氧，增加猝死风险。

针对上述缺点，**近年来"新出道"的非苯二氮䓬类药物具有半衰期短、成瘾性低和对呼吸抑制弱的特点**，迅速在安眠药家族中占领一席之地，并成为抗失眠的"主力军"。这类药物各有千秋：比如唑吡坦、扎来普隆起效快，针对入睡困难的患者，服用后即很快起效；右佐匹克隆、佐匹克隆可以改善睡眠维持困难，但服药后会有口苦感。

非苯二氮䓬类药物不是绝对安全的，最常见的不良反应是增加异态睡眠的发生概率，即睡眠中出现类似梦游样的行为。此时大脑是没有意识的，在此期间的行为不受意识控制，会有伤人或自伤的可能，但发生的概率相对较低。

相比之下，是不是苯二氮䓬类药物在失眠的治疗中没有市场了？实则不然，**针对合并焦虑的失眠患者，苯二氮䓬类药物具有一定的优势**，可以发挥安眠、抗焦虑的作用。

选择哪种安眠药、什么时候吃、怎么吃、什么时候停，必须在专业医生的指导下进行，切不可擅自服用或停药，以免出现不良反应和安全隐患。

小结

比起使用药物治疗，分析存在的易感因素、诱发因素和维持因素是失眠治疗的首要步骤。

非药物疗法是慢性失眠治疗的首选；即便选择药物治疗，也应该结合非药物治疗一起进行。

安眠药多种多样，根据不同患者的特点，临床医生可以选择不同种类和作用机制的药物。

第八节　"话疗"失眠

2003 年赵本山的小品中提到"话疗"这个词，即"谈话治疗"的简称，那时误以为"话疗"只是一个玩笑的词汇，后来接触精神心理相关专业内容后，才知道"话疗"其实可以像小品中演绎得那样神奇。有一种非药物"话疗"方法，即"认知行为疗法"，目前已成为失眠治疗中的一线首选方案。

认知行为疗法的理论基础

失眠的认知行为疗法（cognitive behavioral therapy for insomnia, CBTI）有两个理论基础，一个是我们在前面提到的"3P 理论"，即慢性失眠的形成，需要易感因素、诱发因素和维持因素。易感因素是天生带来的，无法更改修饰；诱发因素是已经发生的事情，也不能人为干预；唯一能够人为干预的就是维持因素，即造成失眠"经久不衰"、持续存在的不良因素。认知行为疗法通过多组合拳方式，可直接解决失眠的不良维持因素，从而达到治疗失眠的目的。

认知行为疗法的第二个理论基础，是关于睡眠环境和觉醒的关系。该理论认为，睡眠环境（即睡眠过程中周围存在的一切物体，如床、卧室中的摆设）可能会导致睡眠中过度觉醒，进而形成不良的条件反射，此时睡眠环境不能维持正常睡眠的进行，反而会导致睡眠的中断。

久而久之，睡眠环境就成为维持失眠存在的一个因素。认知行为疗法将改变这种局面，使睡眠环境转而有利于睡眠的开始和维持。

认知行为疗法的多组合拳

认知行为疗法由行为疗法和认知疗法两部分组成。

行为疗法主要是察觉失眠患者存在的不良睡眠行为，通过睡眠宣教、制订睡眠规则等方式予以纠正。

睡眠宣教

告知失眠患者正常的睡眠是什么样子的，睡前应该做什么，不应该做什么，即睡眠宣教，也称为睡眠教育 - 睡眠卫生。常用的睡眠宣教建议如下。

- 养成固定的上床睡觉时间和起床时间；

- 白天尽量避免打盹，特别是打盹超过 1 小时和晚上睡前打盹；

- 避免酒精（临近睡觉）、咖啡（午饭后）、尼古丁（临近睡觉）的摄入；

- 鼓励睡前 4~6 小时锻炼，睡前 2 小时内不建议剧烈运动；

- 创造良好的睡眠环境（调暗光线、隔离噪声、调好温度），睡前避免看电视、用电脑；

- 关闭夜间可能出现的声源（闹钟、手机、电话）；

- 控制晚餐食量，特别是睡前不能暴饮暴食。

刺激控制疗法

睡眠宣教之后，为了巩固胜利成果，同时针对失眠的不良维持因素，可进行刺激控制疗法，建议如下。

- 只有在产生困意，并准备睡觉的时候才上床，其他时间不要待在卧室；

- 除睡觉外，其他活动不要在床上进行；

- 躺下准备睡觉时，如果过了 20 分钟还没有睡着，起床离开卧室，直到睡意再次产生才能返回卧室；

无论晚上睡眠如何，早上都要在同一时间起床。

此外，**睡眠限制－睡眠压缩是行为疗法中的一个重要环节**。该疗法的核心是通过减少卧床时间，增加睡眠时间，让更多的卧床时间用于真正的睡眠，提高睡眠效率。该疗法的实施需要患者高度配合，并有很强的自律意识，通过记录睡眠日记（第四章第四节），根据睡眠日记的相关内容不断调整每天上床睡眠时间（如睡眠效率较高、主观感觉睡眠质量很好，可以提前上床睡觉；如睡眠效率较低、主观感觉睡眠质量差，可以推迟上床睡觉时间），最终达到满意的睡眠状态。

行为治疗并没有固定的先后顺序，治疗时根据患者不同的失眠特点，采用不同的组合治疗方案。

认知疗法主要是察觉失眠患者存在的负面情绪以及对睡眠的不良信念，通过放松、正念等方式引导其恢复正常的情绪和信念。

失眠患者常常对睡眠抱有负面情绪和夸大的想法，认为白天所有的错误、不顺都是因为晚上没有睡好，并对睡眠存在焦虑，认为前一天没有睡好，今天肯定也不会睡好。诸如此类的错误情绪和信念，都是认知疗法需要更正的。

放松训练

放松训练是认知疗法的常用手段。 所谓"放松"并不是通常理解的躺平休息，而是需要在专业人员的指导下渐进性地使全身肌肉处于放松状态，如膈式呼吸是认知疗法中常用的一种呼吸方法，其详细过程如下。

- 换上宽松的衣服，坐在舒适的椅子上；
- 一只手放在胸部，另一只手放在腹部，小手指在肚脐上方2.5 cm 左右；
- 使用膈肌呼吸，只能通过鼻子进出气，胸部不能活动（即放在胸部的手不能感觉到运动，放在腹部的手感觉吸气时膨出，呼气时恢复原位）；
- 一旦适应膈肌呼吸，在每次呼气的时候依次从 1 数到 10，再依次从 10 数到 1，并调整一个适合自己的呼吸速度，不要太快或太慢，务必做到只用膈肌呼吸；
- 完成上述活动后，双手放在腿上或身体两侧，正常呼吸数分钟，之后缓慢起身。

正念

正念是失眠非药物治疗方法的一个重要组成部分。 "正念"一词来源于佛教，类似冥想、打坐、参禅，正念的核心是告诉人们要感知当下，把注意力集中在自身和周围，仔细观察客观世界中发生的一切，并欣然接受，不做任何主观评判。所谓"道法自然"，意思是世间的万事万物都会遵循其固有的规律发生发展，人们要尊重客观规律、接受客观现实，不掺杂任何主观的期许和评价；"活在当下"，意思是当下即永恒，此时此刻产生了什么想法、做出了什么决定，只是当下的状态，事情过后不要对过去悔恨，也不要对未来忧虑。很多失眠的患者总是处于一种后悔过去、担心未来的状态，却忽略了此时此刻发生的一切。

如此说来，正念与道家提倡的思想观点有些类似，更像是一种修行，使匆忙行走的人们慢下来，多留心观察自身和周围发生的一切，摘掉有色眼镜去看这个世界，做好当下的事，过好当下的时。

简短行为治疗方法

认知行为疗法虽然看似简单，但需要专业人员的指导以及患者的高度配合及自律，通常治疗多次满足一个或多个疗程能够获得明显的效果。在治疗开始之前，还需要专业人员询问患者失眠的相关情况，从交谈中得知患者存在哪些失眠的维持因素以及错误的情绪、信念。因此，失眠的认知行为疗法不是简单的聊天，相反其专业性较强。

传统的认知行为治疗，较为复杂，治疗时间较长，需要花费大量的时间才能取得不错的疗效。因此国外有学者对传统的失眠认知行为治疗进行精简，研发了更为简明的行为治疗，即简短行为治疗方法（brief behavioral treatment for insomnia, BBTI）。有研究发现BBTI对失眠人群也有帮助，特别是对老年失眠人群。BBTI包括四种行为干预措施，具体如下。

- 减少卧床时间，尽量将卧床时间用于睡眠；

- 无论晚上睡了多长时间，每天都在同一时间起床；

- 只有在有睡意的时候才上床睡觉；

- 除睡觉外，其余时间不在床上。

认知行为疗法是治疗慢性失眠的一线治疗方法，虽然不像药物那样立竿见影，但从长远看，认知行为疗法对失眠改善得更为全面、更为持久。"失眠"不只是一种疾病，更像是一种异常的身心状态，而认知行为疗法给失眠的治疗打开了另一扇窗，直通人的心性。

小结

认知行为疗法是治疗慢性失眠的一线治疗手段。

失眠认知行为疗法需要专业人员的指导和患者的高度配合及自律性，需要长期坚持。

失眠认知行为疗法并非虚幻、不现实，而是由多种方法组成的一套系统性治疗方案，包括睡眠卫生教育、认知疗法、刺激控制疗法、睡眠限制疗法、放松训练、正念等。

对于某些失眠患者还可以选择正念疗法或失眠简短行为治疗方法。

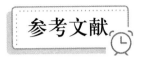

第一章

［1］ CALIANDRO R, STRENG A A, VAN KERKHOF L W M, et al. Social Jetlag and Related Risks for Human Health: A Timely Review. Nutrients, 2021,13(12):4543.

［2］ Campbell A N. A randomized placebo controlled trial of melatonin enriched milk-can it improve symptoms of insomnia? Sleep,2015,38:A232.

［3］ GALLAND B C, MITCHELL E A. Helping children sleep. Arch Dis Child, 2010, 95(10):850-853.

［4］ GARRIDO M, PAREDES S D, Cubero J,et al. Jerte Valley cherry-enriched diets improve nocturnal rest and increase 6-sulfatoxymelatonin and total antioxidant capacity in the urine of middle-aged and elderly humans. J Gerontol A Biol Sci Med Sci, 2010,65:909-914.

［5］ HANSEN A L, DAHL L, OLSON G,et al. Fish consumption, sleep, daily functioning, and heart rate variability. J Clin Sleep Med, 2014,10:567-575.

［6］ JAUSSENT I, DAUVILLIERS Y, ANCELIN M L,et al. Insomnia symptoms in older adults: associated factors and gender differences. Am J Geriatr Psychiatry ,2011,19:88-97.

［7］ KATAGIRI R, ASAKURA K, KOBAYASHI S, et al. Low intake of vegetables, high intake of confectionary, and unhealthy eating habits are associated with poor sleep quality among middle-aged female Japanese workers. J Occup Health, 2014,56:359-368.

［8］ KAWABATA A, TOKURA H. Effects of two kinds of pillow on thermoregulatory responses during night sleep. Appl Human Sci, 1996,15(4):155-159.

［9］ LIN H H, TSAI P S, FANG S C, et al. Effect of kiwifruit consumption on sleep quality in adults with sleep problems. Asia Pac J Clin Nutr, 2011,20:169-174.

［10］ CAJOCHEN C, MUNCH M, KNOBLAUCH V,et al. Age-related changes in the circadian and homeostatic regulation of human sleep. Chronobiol Int ,2006,23:461-474.

［11］ Office for National Statistics. The prevalence of long COVID symptoms and COVID-19 complications. [2022-10-13].https://www.ons. gov.uk/news/statementsandletters/theprevalenceoflongcovidsymptomsand covid19complications.

［12］ OKADA M, MIDORIKAWA-TSURUTANI T, TOKURA H. The effects of two different kinds of quilt on human core temperature during night sleep. Ergonomics, 1994,37(5):851-857.

［13］ PHILLIPS F, CHEN C N, CRISP A H,et al. Isocaloric diet changes and electroencephalographic sleep. Lancet, 1975,2:723-725.

［14］ YAJIMA K, SEYA T, IWAYAMA K,et al. Effects of nutrient composition of dinner on sleep architecture and energy metabolism during sleep. J Nutr Sci Vitaminol (Tokyo), 2014,60:114-21.

［15］ LINDSETH G, LINDSETH P, THOMPSON M. Nutritional effects on sleep. West J Nurs Res, 2013,35:497-513.

［16］ AFAGHI A, O' CONNOR H, CHOW C M. High-glycemic-index carbohydrate meals shorten sleep onset. Am J Clin Nutr, 2007,85:426-430.

［17］ AFAGHI A, O' CONNOR H, CHOW C M. Acute effects of the

very low carbohydrate diet on sleep indices. Nutr Neurosci, 2008,11:146-154.

[18] KWAN R M, THOMAS S, MIR M A. Effects of a low carbohydrate isoenergetic diet on sleep behavior and pulmonary functions in healthy female adult humans. J Nutr, 1986,116:2393-2402.

[19] CRISPIM C A, ZIMBERG I Z, DOS REIS B G,et al. Relationship between food intake and sleep pattern in healthy individuals. J Clin Sleep Med, 2011,7(6):659-664.

[20] PREMRAJ L, KANNAPADI N V, BRIGGS J, et al. Mid and long-term neurological and neuropsychiatric manifestations of post-COVID-19 syndrome: a meta-analysis. J Neurol Sci, 2022,434:120162.

[21] ROENNEBERG T, PILZ L K, ZERBINI G, et al. Chronotype and Social Jetlag: A (Self-) Critical Review. Biology (Basel), 2019,8(3):54.

[22] SOUTHWELL P R, EVANS C R, HUNT J N. Effect of a hot milk drink on movements during sleep. Br Med J, 1972,2:429-431.

[23] BREZINOVÁ V, OSWALD I. Sleep after a bedtime beverage. Br Med J, 1972,2: 431-433.

[24] TAN X, ALEN M, CHENG S M,et al. Associations of disordered sleep with body fat distribution, physical activity and diet among overweight middle-aged men. J Sleep Res, 2015,24:414-424.

[25] TANAKA E, YATSUYA H, UEMURA M,et al. Associations of protein, fat, and carbohydrate intakes with insomnia symptoms among middle-aged Japanese workers. J Epidemiol, 2013,23:132-138.

[26] VALTONEN M, NISKANEN L, KANGAS A P,et al. Effect of melatonin-rich night-time milk on sleep and activity in elderly institutionalized subjects. Nord J Psychiatry, 2005,59:217-221.

[27] WEBSTER L, COSTAFREDA S G, POWELL K,et al. How

do care home staff use non-pharmacological strategies to manage sleep disturbances in residents with dementia: The SIESTA qualitative study. PLoS One, 2022,17(8):e0272814.

[28] World Health Organization. A clinical case definition of post-COVID-19 condition by a Delphi consensus.[2022-12-23].https://pubmed.ncbi.nlm.nih.gov/34951953/.

[29] ZHENG Q, YAN F, WANG H, et al. Effects of quilts on comfortable indoor temperatures and human thermal responses during sleep. Indoor Air, 2022,32:e13122.

第二章

[30] ANTIC N A, CATCHESIDE P, BUCHAN C, et al. The effect of CPAP in normalizing daytime sleepiness, quality of life, and neurocognitive function in patients with moderate to severe OSA. Sleep,2011, 34:111-119.

[31] ARENS R, MARCUS C L. Pathophysiology of upper airway obstruction: a developmental perspective. Sleep ,2004, 27:997-1019.

[32] ARENS R, SIN S, MCDONOUGH J M, et al. Changes in upper airway size during tidal breathing in children with obstructive sleep apnea syndrome. Am J Respir Crit Care Med, 2005, 171:1298-1304.

[33] BAKKER J P, WENG J, WANG R, et al. Associations between Obstructive Sleep Apnea, Sleep Duration, and Abnormal Fasting Glucose. The Multi-Ethnic Study of Atherosclerosis. Am J Respir Crit Care Med, 2015, 192:745-753.

[34] BARBÉ F, DURÁN-CANTOLLA J, SÁNCHEZ-DE-LA-TORRE M, et al. Effect of continuous positive airway pressure on the incidence of hypertension and cardiovascular events in nonsleepy patients with obstructive sleep apnea: a randomized controlled trial. JAMA,

2012,307:2161-2168.

［35］BIN Y S, CISTULLI P A, FORD J B. Population-Based Study of Sleep Apnea in Pregnancy and Maternal and Infant Outcomes. J Clin Sleep Med, 2016, 12:871-877.

［36］BOURJEILY G, DANILACK V A, BUBLITZ M H, et al. Maternal obstructive sleep apnea and neonatal birth outcomes in a population based sample. Sleep Med, 2020, 66:233-240.

［37］BOURJEILY G, RAKER C, PAGLIA M J, et al. Patient and provider perceptions of sleep disordered breathing assessment during prenatal care: a survey-based observational study. Ther Adv Respir Dis, 2012,6:211-219.

［38］BOURJEILY G, RAKER C A, CHALHOUB M,et al. Pregnancy and fetal outcomes of symptoms of sleep-disordered breathing. Eur Respir J, 2010, 36:849-855.

［39］BOURKE R S, ANDERSON V, YANG J S, et al. Neurobehavioral function is impaired in children with all severities of sleep disordered breathing. Sleep Med, 2011, 12:222-229.

［40］BRATTON D J, STRADLING J R, BARBÉ F,et al. Effect of CPAP on blood pressure in patients with minimally symptomatic obstructive sleep apnoea: a meta-analysis using individual patient data from four randomised controlled trials. Thorax, 2014, 69:1128-1135.

［41］CHEN Y H, KANG J H, LIN C C, et al. Obstructive sleep apnea and the risk of adverse pregnancy outcomes. Am J Obstet Gynecol, 2012, 206:136.e1-5.

［42］CICERO A F, MORBINI M, URSO R, et al. Association between self-reported snoring and arterial stiffness: data from the Brisighella Heart Study. Intern Emerg Med, 2016, 11:77-83.

［43］CRAIG S E, KOHLER M, NICOLL D, et al. Continuous positive airway pressure improves sleepiness but not calculated vascular risk in patients with minimally symptomatic obstructive sleep apnoea: the MOSAIC randomised controlled trial. Thorax, 2012, 67:1090-1096.

［44］DEEB R, SMEDS M R, BATH J, et al. Snoring and carotid artery disease: A new risk factor emerges. Laryngoscope, 2019, 129:265-268.

［45］DOMINGUEZ J E, GROTEGUT C A, COOTER M, et al. Screening extremely obese pregnant women for obstructive sleep apnea. Am J Obstet Gynecol, 2018,219:613

［46］FACCO F L, OUYANG D W, ZEE P C, et al. Development of a pregnancy-specific screening tool for sleep apnea. J Clin Sleep Med, 2012, 8:389-394.

［47］FELDER J N, BAER R J, RAND L, et al. Sleep Disorder Diagnosis During Pregnancy and Risk of Preterm Birth. Obstet Gynecol, 2017, 130:573-581.

［48］GEORGE C F. Sleep apnea, alertness, and motor vehicle crashes. Am J Respir Crit Care Med, 2007, 176:954-956.

［49］GUILLEMINAULT C, KOROBKIN R, WINKLE R. A review of 50 children with obstructive sleep apnea syndrome. Lung, 1981, 159:275-287.

［50］KAPSIMALIS F, KRYGER M H. Gender and obstructive sleep apnea syndrome, part 1: Clinical features. Sleep, 2002, 25:412-419.

［51］KENDZERSKA T, GERSHON A S, HAWKER G, et al. Obstructive sleep apnea and incident diabetes. A historical cohort study. Am J Respir Crit Care Med, 2014, 190:218-225.

［52］KENT B D, GROTE L, RYAN S, et al. Diabetes mellitus prevalence and control in sleep-disordered breathing: the European Sleep

Apnea Cohort (ESADA) study. Chest, 2014, 146:982-990.

［53］LEE S A, AMIS T C, BYTH K, et al. Heavy snoring as a cause of carotid artery atherosclerosis. Sleep, 2008, 31:1207-1213.

［54］LI K K, KUSHIDA C, POWELL N B, et al. Obstructive sleep apnea syndrome: a comparison between Far-East Asian and white men. Laryngoscope, 2000, 110:1689-1693.

［55］LOCKHART E M, BEN ABDALLAH A, TUULI M G, et al. Obstructive Sleep Apnea in Pregnancy: Assessment of Current Screening Tools. Obstet Gynecol, 2015, 126:93-102.

［56］LOUIS J M, AUCKLEY D, SOKOL R J, et al. Maternal and neonatal morbidities associated with obstructive sleep apnea complicating pregnancy. Am J Obstet Gynecol, 2010, 202:261.

［57］LOUIS J M, KOCH M A, REDDY U M, et al. Predictors of sleep-disordered breathing in pregnancy. Am J Obstet Gynecol, 2018, 218:521.

［58］MACAVEI V M, SPURLING K J, LOFT J,et al. Diagnostic predictors of obesity-hypoventilation syndrome in patients suspected of having sleep disordered breathing. J Clin Sleep Med, 2013, 9:879-884.

［59］MARCUS C L, BROOKS L J, DRAPER K A, et al. Diagnosis and management of childhood obstructive sleep apnea syndrome. Pediatrics, 2012, 130:576-584.

［60］MARCUS C L. Sleep-disordered breathing in children. Am J Respir Crit Care Med, 2001, 164:16-30.

［61］MCNAMARA F, ISSA F G, SULLIVAN C E. Arousal pattern following central and obstructive breathing abnormalities in infants and children. J Appl Physiol (1985), 1996, 81:2651-2657.

［62］MICKELSON S A. Preoperative and postoperative

management of obstructive sleep apnea patients. Otolaryngol Clin North Am, 2007, 40:877-889.

［63］MURRAY C, SETON C, PRELOG K,et al. Arnold Chiari type 1 malformation presenting with sleep disordered breathing in well children. Arch Dis Child, 2006, 91:342-343.

［64］NOWBAR S, BURKART K M, GONZALES R, et al. Obesity-associated hypoventilation in hospitalized patients: prevalence, effects, and outcome. Am J Med, 2004, 116:1-7.

［65］PAMIDI S, PINTO L M, MARC I, et al. Maternal sleep-disordered breathing and adverse pregnancy outcomes: a systematic review and metaanalysis. Am J Obstet Gynecol, 2014, 210:52.

［66］PEARSON F, BATTERHAM A M, Cope S. The STOP-Bang Questionnaire as a Screening Tool for Obstructive Sleep Apnea in Pregnancy. J Clin Sleep Med, 2019, 15:705-710.

［67］PEPPARD P E, YOUNG T, PALTA M, et al. Longitudinal study of moderate weight change and sleep-disordered breathing. JAMA, 2000, 284:3015-3021.

［68］PITEO A M, KENNEDY J D, ROBERTS R M, et al. Snoring and cognitive development in infancy. Sleep Med, 2011, 12:981-987.

［69］PUNJABI N M, BEAMER B A. Alterations in Glucose Disposal in Sleep-disordered Breathing. Am J Respir Crit Care Med, 2009, 179:235-240.

［70］PUNJABI N M, SHAHAR E, REDLINE S, et al. Sleep-disordered breathing, glucose intolerance, and insulin resistance: the Sleep Heart Health Study. Am J Epidemiol, 2004, 160:521-530.

［71］QIU C, ENQUOBAHRIE D, FREDERICK I O, et al. Glucose intolerance and gestational diabetes risk in relation to sleep duration and snoring during pregnancy: a pilot study. BMC Womens Health ,2010, 10:17.

［72］ QIU C, LAWRENCE W, GELAYE B, et al. Risk of glucose intolerance and gestational diabetes mellitus in relation to maternal habitual snoring during early pregnancy. PLoS One, 2017, 12:e0184966.

［73］ REDLINE S, TISHLER P V, SCHLUCHTER M, et al. Risk factors for sleep-disordered breathing in children. Associations with obesity, race, and respiratory problems. Am J Respir Crit Care Med, 1999, 159:1527.

［74］ REUTRAKUL S, ZAIDI N, WROBLEWSKI K, et al. Sleep disturbances and their relationship to glucose tolerance in pregnancy. Diabetes Care, 2011, 34:2454-2457.

［75］ SAWYER A M, GOONERATNE N S, MARCUS C L, et al. A systematic review of CPAP adherence across age groups: clinical and empiric insights for developing CPAP adherence interventions. Sleep Med Rev, 2011, 15:343-356.

［76］ TAL A, BAR A, LEIBERMAN A, et al. Sleep characteristics following adenotonsillectomy in children with obstructive sleep apnea syndrome. Chest, 2003, 124:948-953.

［77］ TANTRAKUL V, NUMTHAVAJ P, GUILLEMINAULT C, et al. Performance of screening questionnaires for obstructive sleep apnea during pregnancy: A systematic review and meta-analysis. Sleep Med Rev, 2017, 36:96-106.

［78］ TOGEIRO S M, CARNEIRO G, RIBEIRO FILHO F F, et al. Consequences of obstructive sleep apnea on metabolic profile: a Population-Based Survey. Obesity (Silver Spring), 2013, 21:847-851.

［79］ WEAVER T E, MAISLIN G, DINGES D F, et al. Relationship

between hours of CPAP use and achieving normal levels of sleepiness and daily functioning. Sleep, 2007, 30:711-719.

［80］YOUNG T, SKATRUD J, PEPPARD P E. Risk factors for obstructive sleep apnea in adults. JAMA, 2004,291:2013-2016.

［81］ZIMMERMAN M E, ARNEDT J T, STANCHINA M, et al. Normalization of memory performance and positive airway pressure adherence in memory-impaired patients with obstructive sleep apnea. Chest, 2006,130:1772-1778.

第三章

［82］BENZ R L, PRESSMAN M R, PETERSON D D. Periodic limb movements of sleep index (PLMSI): a sensitive predictor of mortality in dialysis patients. J Am Soc Nephrology ,1994, 5:433.

［83］CHEIFETZ A T, OSGANIAN S K, ALLRED E N,et al. Prevalence of bruxism and associated correlates in children as reported by parents. J Dent Child (Chic), 2005, 72:67-73.

［84］EIDHOF M B, TER HEIDE F J J, VAN DER AA N, et al. The Dissociative Subtype of PTSD Interview (DSP-I): Development and Psychometric Properties. J Trauma Dissociation, 2019, 20:564-581.

［85］GRADUS J L, FARKAS D K, SVENSSON E, et al. Posttraumatic stress disorder and cancer risk: a nationwide cohort study. Eur J Epidemiol, 2015, 30:563-568.

［86］HOWELL M J, ARNESON P A, SCHENCK C H. A novel therapy for REM sleep behavior disorder (RBD). J Clin Sleep Med, 2011, 7:639-644.

［87］HUSAREWYCZ M N, EL-GABALAWY R, LOGSETTY S, et al. The association between number and type of traumatic life experiences and physical conditions in a nationally representative sample. Gen Hosp Psychiatry, 2014, 36:26-32.

[88] LIN C H, SY H N, CHANG H W, et al. Restless legs syndrome is associated with cardio/cerebrovascular events and mortality in end-stage renal disease. Eur J Neurol, 2015, 22:142-149.

[89] LIPFORD M C, SILBER M H. Long-term use of pramipexole in the management of restless legs syndrome. Sleep Med, 2012, 13:1280-1285.

[90] MCCARTER S J, BOEVE B F, GRAFF-RADFORD N R, et al. Neuroprotection in idiopathic REM sleep behavior disorder: a role for exercise? Sleep, 2019, 42;zsz064.

[91] MOLNAR M Z, NOVAK M, AMBRUS C, et al. Restless Legs Syndrome in patients after renal transplantation. Am J Kidney Dis, 2005, 45:388-396.

[92] MOLNAR M Z, SZENTKIRALYI A, LINDNER A, et al. Restless legs syndrome and mortality in kidney transplant recipients. Am J Kidney Dis, 2007, 50:813-820.

[93] POSTUMA R B, IRANZO A, HU M, et al. Risk and predictors of dementia and parkinsonism in idiopathic REM sleep behaviour disorder: a multicentre study. Brain, 2019, 142:744-759.

[94] SPITZER C, BARNOW S, VÖLZKE H, et al. Trauma, posttraumatic stress disorder, and physical illness: findings from the general population. Psychosom Med, 2009, 71:1012-1017.

[95] WALTERS A S, WINKELMANN J, TRENKWALDER C, et al. Long-term follow-up on restless legs syndrome patients treated with opioids. Mov Disord, 2001, 16:1105-1109.

[96] WINKELMAN J W, CHERTOW G M, LAZARUS J M. Restless

legs syndrome in end-stage renal disease. Am J Kidney Dis, 1996, 28:372-378.

［97］Yaqub B A, Waheed G, Kabiraj M M. Nocturnal epilepsies in adults. Seizure, 1997, 6:145-149.

第四章

［98］DE CRESCENZO F, LENNOX A, GIBSON J C, et al. Melatonin as a treatment for mood disorders: a systematic review. Acta Psychiatr Scand, 2017 ;136(6):549-558.

［99］DORFFNER G, VITR M, ANDERER P. The effects of aging on sleep architecture in healthy subjects. Adv Exp Med Biol, 2015, 821:93-100.

［100］FLOYD J A, JANISSE J J, MARSHALL MEDLER S, et al. Nonlinear components of age-related change in sleep initiation. Nurs Res, 2000, 49(5):290-294.

［101］KUNZ D, MAHLBERG R. A two-part, double-blind, placebo-controlled trial of exogenous melatonin in REM sleep behaviour disorder. J Sleep Res, 2010,19:591-596.

［102］MCGRANE I R, LEUNG J G, ST LOUIS E K, et al. Melatonin therapy for REM sleep behavior disorder: a critical review of evidence.Sleep Med, 2015,16:19-26.

［103］MOLDOFSKY H, MUSISI S, PHILLIPSON E A. Treatment of a case of advanced sleep phase syndrome by phase advance chronotherapy. Sleep, 1986, 9:61-65.

［104］OHAYON M M. Prevalence of DSM-IV diagnostic criteria of insomnia: distinguishing insomnia related to mental disorders from sleep disorders. J Psychiatr Res, 1997, 31(3):333-346.

［105］POZA J J, PUJOL M, ORTEGA-ALBÁS J J, et al. Melatonin in sleep disorders. Neurologia (Engl Ed),2022 ,37(7):575-585.

［106］WHITTOM S, DUMONT M, PETIT D, et al. Effects of melatonin and bright light administration on motor and sensory symptoms of RLS. Sleep Med, 2010,11:351-355.

第五章

［107］DE GENNARO L, CIPOLLI C, CHERUBINI A,et al. Amygdala and hippocampus volumetry and diffusivity in relation to dreaming. Hum Brain Mapp, 2011,32:1458-1470.

［108］KAPLAN K A, HARVEY A G. Hypersomnia across mood disorders: a review and synthesis. Sleep Med Rev, 2009,13:275-285.

［109］PALLESEN S, NORDHUS I H, OMVIK S, et al. Prevalence and risk factors of subjective sleepiness in the general adult population. Sleep, 2007,30:619‐624.

［110］PLANTE D T. Sleep propensity in psychiatric hypersomnolence: a systematic review and meta-analysis of multiple sleep latency test findings. Sleep Med Rev, 2017,31:48-57.

［111］TAKENOSHITA S, NISHINO S. Pharmacologic Management of Excessive Daytime Sleepiness. Sleep Med Clin, 2020,15(2):177-194.

［112］TROTTI L M, SAINI P, KOOLA C, et al. Flumazenil for the Treatment of Refractory Hypersomnolence: Clinical Experience with 153 Patients. J Clin Sleep Med, 2016,12(10):1389-1394.

［113］TROTTI L M, SAINI P, FREEMAN A A, et al. Improvement in daytime sleepiness with clarithromycin in patients with GABA-related hypersomnia: Clinical experience. J Psychopharmacol, 2014,28(7):697-702.

［114］TUCCI V, STEGAGNO L, VANDI S, et al. Emotional information processing in patients with narcolepsy: a psychophysiologic investigation. Sleep,2003,26:558-564.

［115］DE ZAMBOTTI M, PIZZA F, COVASSIN N, et al. Facing emotions in narcolepsy with cataplexy: haemodynamic and behavioural responses during emotional stimulation. J Sleep Res,2014,23(4):432-440.

［116］WAMSLEY E, DONJACOUR C E, SCAMMELL T E, et al. Delusional confusion of dreaming and reality in narcolepsy. Sleep,2014,37:419-422.

［117］WATSON N F, BADR M S, BELENKY G, et al. Recommended Amount of Sleep for a Healthy Adult: A Joint Consensus Statement of the American Academy of Sleep Medicine and Sleep Research Society. Sleep ,2015, 38:843-844.

第六章

［118］苏亮, 陆峥. 2017 年中国失眠症诊断和治疗指南解读. 世界临床药物, 2018, 39(4):6.

［119］SATEIA M J. International Classification of Sleep Disorders, 3rd ed.Chest, 2014, 146(5):1387-1394.

［120］BROWER K J, ALDRICH M S, ROBINSON E A, et al. Insomnia, self-medication, and relapse to alcoholism. Am J Psychiatry, 2001, 158:399-404.

［121］CURRIE S R, CLARK S, RIMAC S,et al. Comprehensive assessment of insomnia in recovering alcoholics using daily sleep diaries and ambulatory monitoring. Alcohol Clin Exp Res, 2003, 27:1262-1269.

［122］DAUVILLIERS Y, MORIN C, CERVENA K, et al. Family

studies in insomnia. J Psychosom Res, 2005,58:271-278.

［123］DRAKE C, RICHARDSON G, ROEHRS T, et al. Vulnerability to stress-related sleep disturbance and hyperarousal. Sleep ,2004,27:285-291.

［124］DRAKE C L, CHENG P, ALMEIDA D M, et al. Familial Risk for Insomnia Is Associated With Abnormal Cortisol Response to Stress. Sleep, 2017, 40:zsx1443.

［125］DRAKE C L, PILLAI V, ROTH T. Stress and sleep reactivity: a prospective investigation of the stress-diathesis model of insomnia. Sleep, 2014, 37:1295-1304.

［126］DRUMMOND S P, GILLIN J C, SMITH T L,et al. The sleep of abstinent pure primary alcoholic patients: natural course and relationship to relapse. Alcohol Clin Exp Res, 1998, 22:1796-1802.

［127］FAVA M, MCCALL W V, KRYSTAL A, et al. Eszopiclone co-administered with fluoxetine in patients with insomnia coexisting with major depressive disorder. Biol Psychiatry, 2006, 59:1052-1060.

［128］GEBARA M A, SIRIPONG N, DINAPOLI E A, et al. Effect of insomnia treatments on depression: A systematic review and meta-analysis. Depress Anxiety, 2018, 35:717-731.

［129］JONES C R. Diagnostic and management approach to common sleep disorders during pregnancy. Clin Obstet Gynecol, 2013,56(2):360-371.

［130］KALMBACH D A, CHENG P, ROTH A,et al. DSM-5 insomnia disorder in pregnancy: associations with depression, suicidal ideation, and cognitive and somatic arousal, and identifying clinical cutoffs for detection. Sleep Adv, 2022,3(1):zpac006.

［131］MEERS J M, NOWAKOWSKI S. Sleep During Pregnancy.

Curr Psychiatry Rep, 2022,24:353-357.

［132］OWENS J A, DALZELL V. Use of the 'BEARS' sleep screening tool in a pediatric residents' continuity clinic: a pilot study. Sleep Med, 2005, 6(1):63-69.

［133］PALAGINI L, BIBER K, RIEMANN D. The genetics of insomnia-evidence for epigenetic mechanisms? Sleep Med Rev, 2014,18(3):225-235.

［134］SPIELMAN A J, CARUSO L S, GLOVINSKY P B. A behavioral perspective on insomnia treatment. Psychiatr Clin North Am, 1987,10:541-553.

［135］TANDON V R, SHARMA S, MAHAJAN A,et al. Menopause and Sleep Disorders. J Midlife Health, 2022,13(1):26-33.

［136］ZHANG J, LI A M, KONG A P, et al. A community-based study of insomnia in Hong Kong Chinese children: prevalence, risk factors and familial aggregation. Sleep Med, 2009,10:1040-1046.